Como Perder el Peso de

Manera Rápida...

Manuel Ramoni... Neuro-Terapeuta

GRACIAS Y DEDICACIÓN.

Hola querida amiga(o), paciente y lectora, felizmente comparto contigo este libro, agradeciendo y dedicando, en primer lugar, a DIOS y en mi carácter cristiano por todas las bendiciones y sabiduría que siempre he pedido y que tiene. Dado en la vida, así como darle crédito a Él por todo y todo.

También a mi hermosa hija Gabriela, quien a pesar de tener solo 17 años, ha dedicado sus vacaciones a; cuídame y aliméntame, mientras transcurrían las horas, los días, las tardes y las noches, concentrados y absolutamente dedicados a que esta obra te llegue de la forma más pedagógica posible. Para ayudarte a alcanzar las metas que te propongas para el bienestar de tu salud y la de tus seres queridos.

A mi hermana María de Los Ángeles. Profesor de maestría en el campo de la lengua y la literatura que amable y espiritualmente me apoyó en las correcciones de este trabajo, así como a mi querida madre que me brindó aliento espiritual y de vida... Los amo.

Asimismo, los resultados de este minucioso trabajo están dedicados a todas aquellas personas que, de alguna manera, directa o indirectamente, forman parte de toda la experiencia en el área y que son testimonio de que esta forma de regenerarse del peso es posible y real.

Manuel A. Ramón. C.

Prefacio.

El ideal del escritor de *"Elimine el Sobre Peso para siempre"* es compartir sus experiencias para que puedas lograr y disfrutar con Sencilla, pero con Disciplina lo que a muchas personas les ha costado tanto en dinero, tiempo y energía vital: recuperar y mantener la salud pero muchos de ellos han caído en el intento.

Tengo el agrado de presentar esta obra vital, interesante y necesaria, cuyo autor no sólo es una persona de mi gran estima, sino que sé que se ha dedicado a la investigación y estudio de esta área desde muy joven. Si bien agradezco todo el trabajo realizado por él, considero necesario confesar mi preferencia por esta ciencia, razón por la cual he accedido a escribir la presentación del trabajo y agradecer a DIOS por ello.

Explicaré por qué a continuación. El libro en sus páginas se caracteriza por un exquisito trabajo orientado a la salud y la vida, en consecuencia, se expone la dedicación en la exhaustiva investigación que se ha realizado. El estilo es totalmente sencillo con el que se explican hechos que permiten a los lectores sin conocimientos específicos del tema entender lo que se está planteando sin mucha dificultad.

Es una obra, a mi juicio, que cumple a cabalidad varios cometidos; primero, concreta los conocimientos actualizados sobre el tratamiento de la alimentación, la respiración, la búsqueda del conocimiento de nuestro grupo sanguíneo y su interrelación con la nutrición, entre otros temas, lo dice de forma sencilla pero sin escatimar en información útil.

Asimismo, el autor logra llenar vacíos de conocimiento sobre esta materia y la hace accesible a la gran mayoría de médicos no especialistas, enfermeras y/o estudiantes de medicina no alopática, así como a lectores en general que pueden ser futuros pacientes, aquellos que buscan salud casi desesperadamente.

María de los Ángeles Ramón C.

Obesidad.

Orientación y Recomendación de la Medicina Convencional.

La mejor forma de tratar la enfermedad es previniéndola y para ello, debe detectarse precozmente en los pacientes en los que a partir de los 20-25 años comienza a cambiar el peso. Los médicos consideran que una persona obesa debe ser considerada como un enfermo crónico que requiere un tratamiento a largo plazo, con normas alimentarias, modificación de los hábitos de conducta, ejercicio físico y terapia farmacológica.

Los nuevos enfoques terapéuticos están basados en promover una pérdida de peso con programas de control de las enfermedades y problemas asociados, que dan lugar a problemas vasculares, cardiacos y metabólicos. El obeso no debe perder kilos sino masa grasa, con pérdidas pequeñas y duraderas que impliquen una rentabilidad metabólica. Es necesario consolidar la pérdida de peso a largo plazo, y además, reducir el riesgo de muerte prematura, de enfermedad cardiaca, metabólica y vascular.

En ciertos casos, los médicos pueden decidir que, además de cambiar la dieta y realizar ejercicio físico, es necesario completar el tratamiento con fármacos, que deben ser administrados con una dieta moderadamente hipocalórica y equilibrada. El tratamiento médico de la obesidad se basa en la aplicación combinada de las siguientes medidas:

Reducción de la ingestión de calorías: si la persona se alimenta en exceso, es preciso reducir el aporte calórico para convertir el balance energético de positivo a negativo. Existen múltiples tipos de dietas para adelgazar que han demostrado su eficacia, pero siempre es necesario consultar con un endocrino, para obtener una dieta personalizada.

Aumento del gasto energético: en los pacientes que, además de tener un excesivo aporte calórico, tienen una forma de vida esencialmente sedentaria, debe asociarse la práctica de ejercicio físico, que habrá de ser constante y progresivo.

Empleo de fármacos: se han empleado diversos tipos de fármacos en el tratamiento de la obesidad. Orlistat inhibe parcialmente la acción de la lipasa pancreática. Sibutramina, a su vez, inhibe la recaptación de serotonina y noradrenalina, incrementando el gasto calórico. Ambos fármacos consiguen el objetivo de facilitar una pérdida moderada de peso, empleados simultáneamente con dietas moderadamente hipocalóricas. Bajo ningún concepto puede recomendarse el empleo de píldoras adelgazantes que producen graves complicaciones endocrinológicas, cardiovasculares, electrolíticas y neuropsiquiátricas.

Psicoterapia reglada: los resultados se obtienen mediante el empleo de técnicas de modificación de conducta, perfectamente estandarizadas, siendo los resultados más satisfactorios en aquellos paciente menos influenciables y dependientes de sucesos exteriores a ellos en el condicionamiento de su comportamiento alimenticio.

Medidas de tratamiento quirúrgico: las posibilidades abarcan varios enfoques fisiopatológicos diferentes. Se puede actuar en la desconexión del eje hipotálamo-digestivo, consiguiéndose disminuciones significativas del apetito. También pueden utilizarse técnicas dirigidas a conseguir la disminución del volumen gástrico.

Los medicamentos y la fitoterapia. Existen muchos productos dietéticos de venta libre, incluyendo remedios fitoterapéuticos. La mayoría de estos productos no funcionan y algunos pueden ser peligrosos, por lo que se aconseja consultar primero con el médico antes de utilizar alguno. Algunos fármacos para bajar de peso que requieren receta están disponibles e incluyen orlistat (Xenical) y fentermina (Ionamin, Adipex-P, Fastin). La sibutramina (Meridia) ya no está en el mercado. Pregúntele al médico si dichos medicamentos son apropiados para usted.

 Por lo general, usted puede perder entre 2 a 5 kg tomando estos fármacos. Las personas por lo regular recuperarán el peso cuando dejen de tomar el medicamento, a menos que hayan hecho cambios duraderos en el estilo de vida.

Las dos cirugías más comunes para bajar de peso son:

Cerclaje gástrico laparoscópico: el cirujano coloca una banda alrededor de la parte superior del estómago, creando una pequeña bolsa para contener el alimento. La banda le ayuda a limitar la cantidad de alimento que usted puede comer, haciendo que se sienta satisfecho después de ingerir cantidades pequeñas de alimento.

Cirugía de derivación gástrica: le ayuda a bajar de peso cambiando la forma como su estómago e intestino delgado manejan el alimento que usted consume. Después de la cirugía, usted no podrá comer tanto como antes y su cuerpo no absorberá todas calorías y otros nutrientes de los alimentos que usted ingiere.

Usted puede tener complicaciones a raíz de estas cirugías. Un problema que algunas personas tienen es vomitar si comen más de lo que su nuevo y pequeño estómago puede contener.

Tipo de Obesidad	Patrón de distribución de la grasa	Enfermedades asociadas
GINECOIDE o en forma de pera	• Cadera • Muslos • Piernas	• Enfermedades de la vesícula • Várices • Constipación

Tipos de obesidad.

La obesidad se clasifica en dos tipos: central o androide y periférica o imoide. La primera es la más

grave y puede conllevar importantes complicaciones patológicas. La obesidad periférica o Ginecoide.

Acumula el depósito de grasa de cintura para abajo y produce problemas de sobrecarga en las

articulaciones.

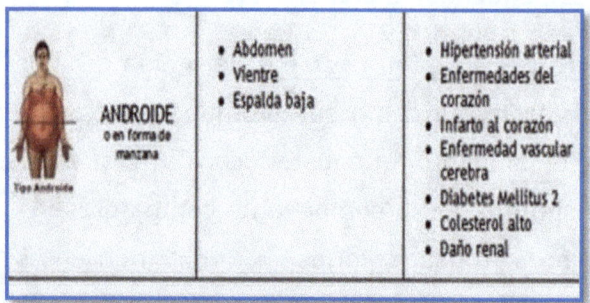

ANDROIDE o en forma de manzana Tipo Androide	• Abdomen • Vientre • Espalda baja	• Hipertensión arterial • Enfermedades del corazón • Infarto al corazón • Enfermedad vascular cerebra • Diabetes Mellitus 2 • Colesterol alto • Daño renal

La obesidad central.

Localiza la grasa en el tronco y predispone a sufrir complicaciones metabólicas (especialmente la diabetes tipo 2 y las dislipemias).

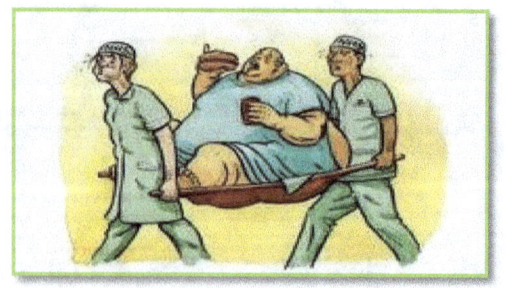

La obesidad mórbida.

Es una de las enfermedades más características de nuestro tiempo, sobre todo por el número de

complicaciones que tiene asociadas. Con las técnicas reductoras se producen menos efectos secundarios que las operatorias, pero no se pierde peso con la

misma facilidad.

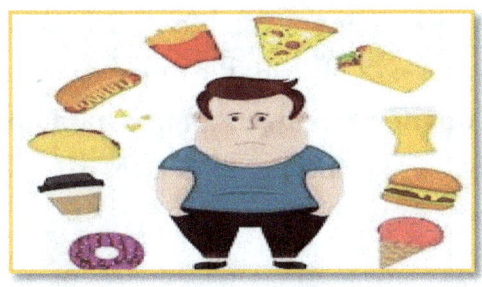

Obesidad infantil.

Entraña alteraciones endocrinas metabólicas que condicionan un mayor riesgo cardiovascular en la edad adulta. Estos factores se relacionan fundamentalmente, con la edad de inicio de la obesidad y con el tiempo de evolución. Cuando

la obesidad se presenta en edades muy tempranas o se extiende durante un tiempo prolongado, el riesgo de presentar problemas cardiovasculares en la edad

adulta es también más elevado.

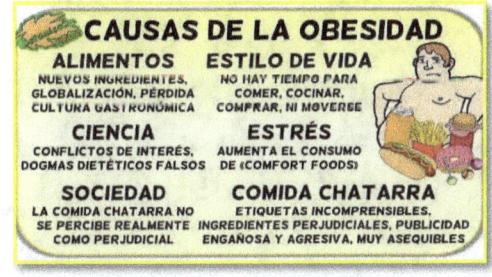

Causas de la Obesidad.

Además de una mala alimentación o la falta de ejercicio físico, también existen factores genéticos y orgánicos que inducen su aparición. Factoressocioeconómicos. En países desarrollados, la frecuencia de la obesidad es más del doble entre las mujeres de nivel socioeconómico bajo que entre lasde nivel más alto.

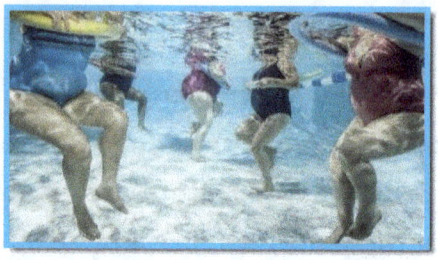

Los factores socioeconómicos y la obesidad.

Tienen una influencia poderosa sobre el peso de las mujeres no se entiende por completo. Las mujeresque pertenecen a grupos de un nivel socioeconómico más alto tienen más tiempo y recursos para hacer dietas y ejercicios que les permiten adaptarse aestas exigencias sociales.

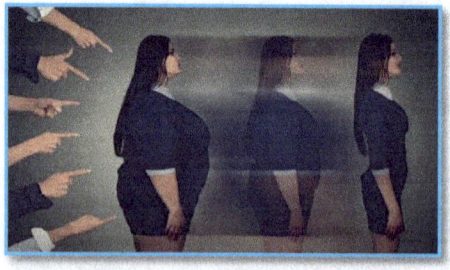

Los factores psicológicos y la obesidad.

Durante un tiempo fueron considerados como una importante causa de la obesidad. Se consideran actualmente como una reacción a los fuertes

prejuicios y la discriminación contra las personas

obesas. Uno de los tipos de trastorno emocional, la imagen negativa del cuerpo, es un problema grave para muchas mujeres jóvenes obesas. Ello conduce a una inseguridad extrema y malestar en ciertas

situaciones sociales.

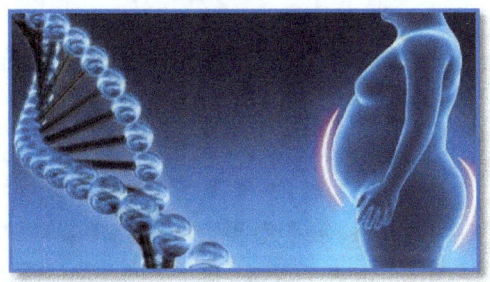

Factores genéticos y la obesidad.

En diversos estudios se ha observado que menos del 10% de los hijos de padres delgados son obesos, alrededor del 50% de los hijos con un progenitorobeso son obesos, y más del 80% de los hijos cuyos progenitores son obesos presentan obesidad. Así pues, se ha demostrado la existencia de un correlación significativa entre el peso de padres e hijos naturales, mientras que dicha correlación es menor o no existe al comparar padres adoptivos con hijos adoptados.

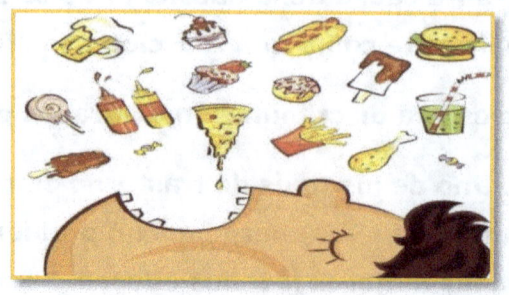

Factores nutricionales y la obesidad.

La sobrealimentación puede tener lugar en cualquier época de la vida, pero su influencia es mayor si se inicia en edades tempranas. La nutrición durante la infancia ha adquirido gran relevancia en los últimos años, al demostrarse que un porcentaje significativo de niños obesos evolucionan a adolescentes obesos y adultos obesos. Las dietas ricas en grasas y en carbohidratos favorecen la obesidad.

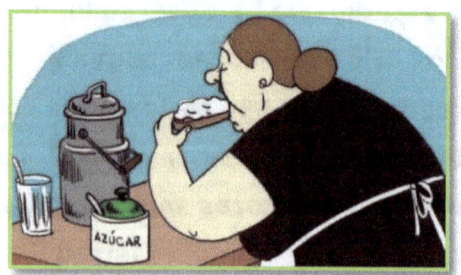

Los factores culturales y la obesidad.

Relacionados con la composición de la dieta y con el grado de actividad física. En sociedades industrializadas, la obesidad es más frecuente en mujeres pobres, mientras que en países subdesarrollados lo es en las mujeres más ricas. En los niños existe cierto grado de relación entre el sobrepeso y el tiempo que destinan a ver la televisión.

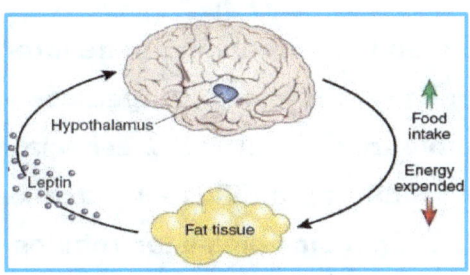

La leptina y la obesidad.

Esta hormona es secretada por los adipocitos y su nivel de producción constituye un índice de los depósitos energéticos adiposos. Cuando sus niveles son altos, la ingestión de alimentos disminuye, y el gasto energético aumenta. Se han descrito varias familias con obesidad mórbida de comienzo precoz debido a mutaciones que inactivan la leptina (carecen de hormona o no funciona) o a resistencia a la leptina (la hormona es correcta pero el receptor al que debe unirse está mal conformado).

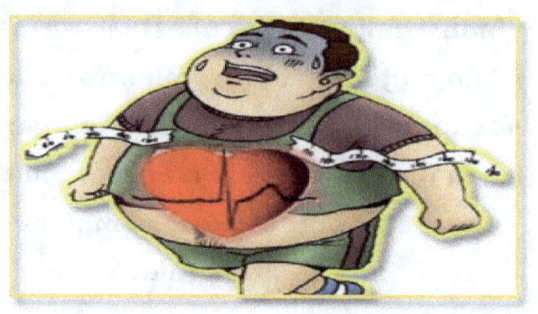

Síntomas de la obesidad.

La dificultad en la respiración puede interferir e apnea del sueño - Problemas ortopédicos – Lumbalgia Agravamiento de la artrosis, especialmente en las caderas, rodillas y tobillos - Trastornos cutáneos - Tumefacción de los pies y los tobillos - Hongos en las zonas de los pliegues -Angina de pecho - Tensión arterial - Ataques de gota - Algunos tipos de cáncer - Muerte súbita por arritmias o embolias de pulmón.

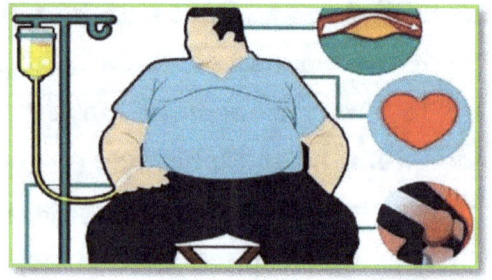

Consecuencias de la obesidad.

Desarrollo de diabetes - Hipertensión - Nivel alto de colesterol y triglicéridos - Ataques cardíacos debido a cardiopatía coronaria - Insuficiencia cardíaca - Accidente cerebrovascular – Osteoartritis - Apnea del

sueño - Cálculos biliares - Problemas del hígado -
Algunos tipos de cáncer.

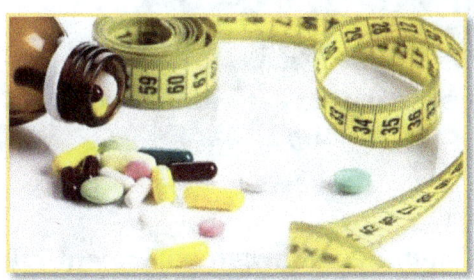

1. Empleo de fármacos.

Orlistat inhibe parcialmente la acción de la lipasa
pancreática. Sibutramina, a su vez, inhibe la
recaptación de serotonina y noradrenalina,
incrementando el gasto calórico. Ambos fármacos
consiguen el objetivo de facilitar una
pérdidamoderada de peso, empleados
simultáneamente con dietas moderadamente
hipocalóricas. Bajo ningún concepto puede
recomendarse el empleo de píldoras adelgazantes
que producen graves complicaciones
endocrinológicas, cardiovasculares, electrolíticas y
neuropsiquiátricas.

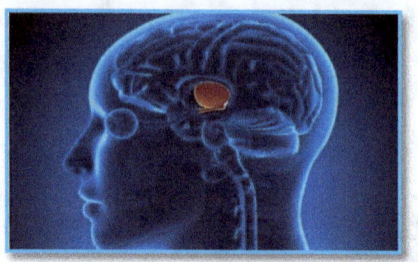

Medidas de ratamiento quirúrgico hipotálamo
digestivo

Las posibilidades abarcan varios enfoques fisiopatológicos diferentes. Se puede actuar en la desconexión del eje hipotálamo-digestivo consiguiéndose disminuciones significativas del apetito.

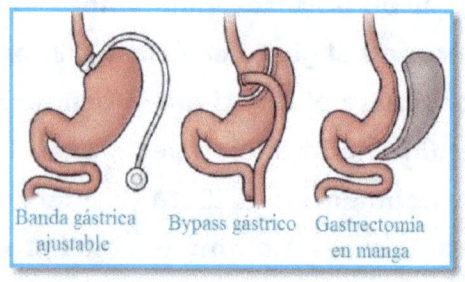

Banda gástrica ajustable   Bypass gástrico   Gastrectomía en manga

Otras Medidas de tratamiento quirúrgico
Cerclaje gástrico laparoscópico:

Se coloca una banda alrededor de la parte superior del estómago, creando una pequeña bolsa para contener el alimento. La banda le ayuda a limitar la cantidad de alimento que usted puede comer, haciendo que se sienta satisfecho después de ingerir cantidades pequeñas de alimento.

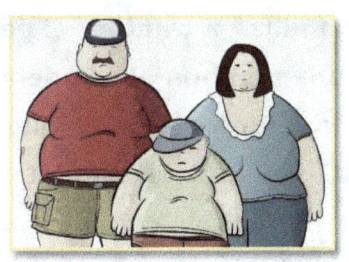

Causas de la Obesidad en mi criterio y experiencia Como Naturopata.

En el 90 % delos casos se debe a un comportamiento heredado de la mala alimentación en las costumbres familiares según de como alimentase, no ejercitarse y llevar una vida llena de comida rápida y llena de muchos carbohidratos, principalmente el trigo. Agregando a esto un factor Neuro psicológico, en donde el conflicto emocional de cuando se es niño, radica en... "Si para ellos (la Familia) es normal verse obeso, para mi también".

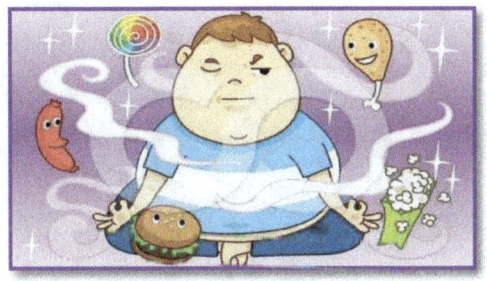

OBESIDAD.

La mejor forma de tratar la enfermedad es previniéndola y para ello, debe detectarse precozmente en los pacientes en los que a partir de los 20-25 años comienza a cambiar el peso. Se considera que una persona obesa debe ser considerada como un enfermo crónico que requiere un tratamiento, con normas alimentarias, modificación de los hábitos de conducta, ejercicio físico.

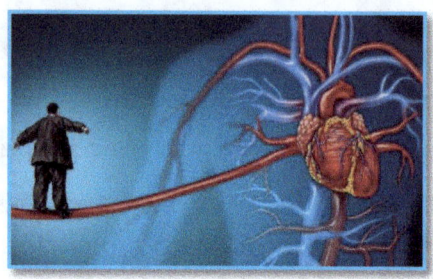

Los nuevos enfoques terapéuticos en la obesidad.

Están basados en promover una pérdida de peso con programas de control de las enfermedades y problemas asociados, que dan lugar a problemas vasculares, cardiacos y metabólicos.

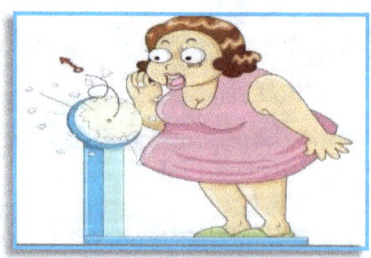

El Obeso no debe perder kilos sino masa

Con pérdidas pequeñas y duraderas que impliquen una rentabilidad metabólica. Es necesario consolidar la pérdida de peso y además, reducir el riesgo de muerte prematura, de enfermedad cardiaca, metabólica y vascular.

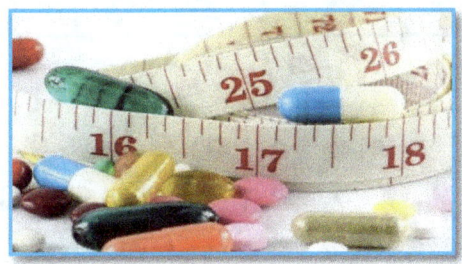

Fármacos y la obesidad.

Solo en ciertos casos, los médicos pueden decidir que, además de cambiar la dieta y realizar ejercicio físico, si es necesario completar el tratamiento con fármacos, que deben ser administrados con una dieta moderadamente hipocalórica y equilibrada.

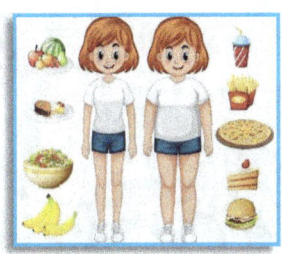

El tratamiento médico y medidas en la Obesidad.

Reducción de la ingestión de calorías

Si la persona se alimenta en exceso, es preciso reducir el aporte calórico para convertir el balance energético de positivo a negativo. Es necesario obtener una dieta personalizada según su grupo sanguíneo.

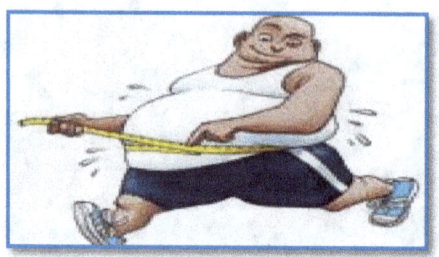

Aumento del gasto energético.

En los pacientes que, además de tener un excesivo aporte calórico, tienen una forma de vida esencialmente sedentaria, debe asociarse la práctica de ejercicio físico, que habrá de ser constante y progresivo.

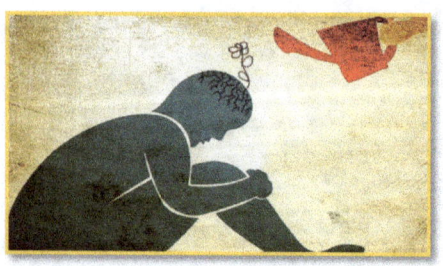

Psicoterapia reglada.

Los resultados se obtienen mediante el empleo de técnicas de modificación de conducta, perfectamente estandarizadas, siendo los resultados más satisfactorios en aquellos paciente menos influenciables y dependientes de sucesos exteriores a ellos en el condicionamiento de su comportamiento alimenticio.

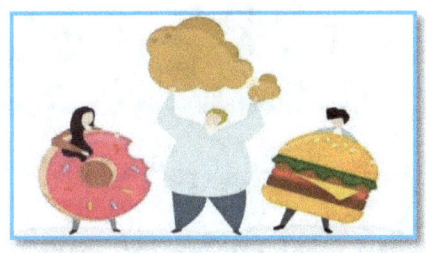

OBESIDAD.

La obesidad es el trastorno metabólico más frecuente en la clínica humana. En los países industrializados, permiten una alimentación abundante y variada, al mismo tiempo que se incrementa el sedentarismo, lo que favorece que el número de personas obesas se multiplique.

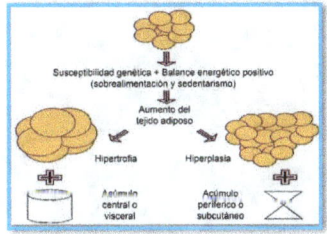

Existen variaciones de la composición corporal.

En función de la edad, sexo y actividad física. Los adipocitos, presentes en múltiples depósitos de tejido adiposo, están adaptados para almacenar con eficacia ese exceso de energía en forma de triglicéridos.

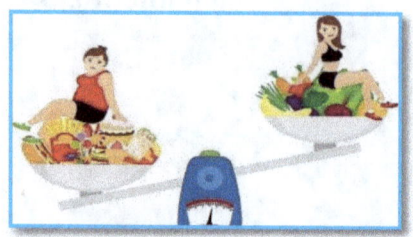

La obesidad y los nutrientes.

Cuando los nutrientes son abundantes y la forma de vida es sedentaria, y con la importante influencia de la genética, este sistema incrementa los depósitos de energía del tejido adiposo, con consecuencias adversas para la salud.

ORIENTACIÓN Y RECOMENDACIÓN DE LA MEDICINA ALTERNATIVA.

Profesor de Medicinas Alternativas.

Manuel Ramoni

Acá en **Sai-Medic** con más de 45 años de experiencia en decenas de miles de pacientes le indicaremos paso a paso *NUESTRO PROTOCOLO*, **los componentes de la vida** desde **cómo tratar su problema** hasta como **vivir 100 años aparentando menos** , y le demostramos porque envejecemos y como rejuvenecer, recuperando el colágeno perdido una vez solventado su problema.

GRUPO SANGUÍNEO "AB Diabético" –

EL ENIGMA.

Peores Alimentos (Aglutinan la Sangre, Enferman y Envejecen). ____Maíz, Gluten (Pan, Pasta, Torta, Galletas) Carne de Res, Pollo, Cerdo, Charcutería, Leche de Vaca, Bananas, Naranja, Comidas Fritas, Azúcar Blanca, Dulces en General____

Esta Guía de Recomendaciones se cubrirá en tres factores:

1. **Como Desintoxicarse y Rejuvenecer.**

2. **Como Nutrir su Cuerpo.**

3. **Protocolo de Obesidad y Sobre en Naturopatía.**

Como Desintoxicarse y Rejuvenecer.

Lo que vas aprender en las siguientes páginas, cambiará tu vida y la de tus seres queridos para siempre y de una forma tan precisa y segura que en poco tiempo sentirás los cambios en tu cuerpo de una manera tan radical y distinta, que se sentirá y estará, más joven, fuerte, vigoroso, lleno de energía, vitalidad y lo más importante... Lleno de mucha **salud y que cuando alguna enfermedad viral o bacterial quiera entrar en su organismo, apenas si sentirán un quebranto ya que** su sistema inmunológico estará muy fuerte.

En estudios e investigaciones científicas, se logró comprobar en el campo de los alimentos según los grupos sanguíneos, recopilándose en diferentes culturas y alrededor de muchos países. La forma y manera de clasificar los alimentos según el tipo de sangre de los seres humanos.

Luego de tomar cada alimento y mirando a través del microscopio con una muestra de sangre de los diferentes tipos que hay (4), tipo "O" – "A" – "B" y "AB" se logró observar con mucho detenimiento lo que sucedía. Se logró ver que al colocar en los diferentes tipos de sangre, los diferentes tipos de alimentos, que estos presentaban características totalmente diferentes unos de otros, es decir; **A)** Que existía un grupo de alimentos que hacían que la sangre fuera más fluida, ligera y delgada. **B)** Un segundo grupo no hacia absolutamente ningún cambio en la misma. **C)** Mientras que un tercer grupo presentaba sorprendentemente **aglutinamiento de la sangre, es decir, la volvía espesa y hasta con coagulación de la misma.**

Por lo tanto se logra separar los alimentos de manera muy inteligente y asombrosa

en tres grupos.

1. Los alimentos que hacen que la sangre sea más fluida y menos viscosa o espesa, haciendo que la misma alimente (llevando oxigeno) de manera muy importante a todas las células del cuerpo pasando esta por los vasos capilares más delgados del cuerpo nutriéndolos, regenerando y rejuveneciendo el tejido celular de una manera sumamente vital para el organismo. Así como al mismo tiempo haciendo que el volumen minuto del corazón sea el más idóneo para el cuerpo, reduciendo así la sobre carga de trabajo que el corazón necesita cuando la sangre está espesa y muy intoxicada... Y se les llamó **ALIMENTOS MUY BENEFICIOSOS.**

2. Un segundo grupo de alimentos que no presentaban ni daban ningún cambio en el comportamiento sanguíneo a los cuales se les llamó **ALIMENTOS NEUTROS.**

3. Y un tercer grupo de alimentos en el que se notó de manera muy importante presentaban aglutinamiento de la sangre, haciéndola más viscosa o espesa y de esta manera entorpeciendo su función a tal punto de que era la principal causa de envejecimiento celular prematuro y se les llamó: **ALIMENTOS PERJUDICIALES, NO ACONSEJABLES O ALIMENTOS "VENENO".** Por lo tanto se determinó después de profundos estudios que cada grupo sanguíneo tiene su patrón de alimentos indispensables y diferentes el uno del otro, es decir que los alimentos que pueden ser beneficiosos para un grupo determinado sanguíneo. . . Es totalmente perjudicial para otros.

1) **ALIMENTOS MUY BENEFICIOSOS:**

Rejuvenecen, Adelgazan, Regeneran, Regulan el Volumen Minuto Cardiaco y Alargan La Vida.

2) **ALIMENTOS NEUTROS: Alimentan pero No Regeneran, ni hacen nada de los que hacen Alimentos Muy Beneficiosos.**

3) **NO ACONSEJABLES: Engordan, Aglutinan (espesan) La Sangre, Envenenan El Cuerpo, Sobre Cargan el Corazón, Envejecen y Degeneran El Sistema Celular.**

A continuación les voy a exponer después de muchos años de estudio e investigación de mi parte, como he logrado resumir en grandes rasgos los alimentos según cada grupo sanguíneo.

Esto lo logré gracias a DIOS en decenas de miles de pacientes que he visto en más de 39 años de consulta y seguimiento continuo, que con mucha labor y ahínco llevé a cabo en el estudio profundo de cada alimento en cada grupo sanguíneo. Por ello es de suma importancia cada región, país y sus costumbres.

Por ejemplo en el caso de Venezuela existe la costumbre da la llamada harina pre cocida o "harina pan", que se consume en grandes proporciones en los hogares venezolanos desde hace más de 60 años, y me di cuenta de que las generaciones sub siguientes al consumo continuo de ciertos alimentos que en principio son del grupo de los perjudiciales, el organismo se va adaptando al mismo para sobre vivir y los convierte de alimentos **PERJUDICIALES** a alimentos **NEUTROS**, con baja toxicidad, dependiendo del grado de generaciones que se hayan cruzado.

Otros ejemplos serían: México el Chile (picante),

Panamá Las Frituras, Brasil La Feijoada (frijoles negros), Colombia la papa, España El Vino, etc.

Es de suma importancia que si se le presenta un alimento que por el nombre en su región o país, no la reconoce, entonces copie el nombre del alimento en cuestión y búsquelo en Google tanto en el buscador como en imágenes y así lo reconocerá por el nombre en su región o cultura.

"Consumir "alimentos" artificiales, Industriales y altamente perjudiciales es como fumar y decir... "A

mí no me hace daño"

Con esta nueva cultura de alimentarse usted podrá comer todo lo que le dé la gana y las veces que usted quiera comer, siempre y cuando esté en el rango de los alimentos indicados según su grupo sanguíneo como lo son los **aconsejables y los neutros**, pero jamás los **"venenos"**. Usted no solo tomará su peso adecuado de manera rápida y progresiva, sino que regenerará su cuerpo de manera rápida.

Es por esta y otras razones que verán en el transcurso del contenido de esta Guía, que he logrado con éxito en mi consulta erradicar Gracias a *DIOS* enfermedades de un cuerpo enfermo y curar pacientes que van desde una simple obesidad, hasta cáncer de cualquier tipo, y en más de 45 años de trabajo y experiencia a menos que sea por causas naturales, **JAMÁS HE PERDIDO A UN PACIENTE.**

GRUPO SANGUÍNEO "AB Diabético"- EL ENIGMA.

Es la fusión moderna de los grupos A y B. Tiene la respuesta del camaleón a las condiciones ambientales y alimenticias cambiantes, un tubo digestivo sensible, un sistema inmunológico excesivamente tolerante. Espiritualmente, responde mejor al estrés, con vigor físico y energía creativa y con una acción calmada.

Es un misterio de la evolución. Sólo un 2% a un 5% de la población mundial tienen este tipo de sangre. A los AB les gusta decir emotivamente de que llevan en su cuerpo la misma sangre de Jesucristo, ya que según las pruebas efectuadas sobre el Sudario de Turín, Él Hijo de *DIOS* poseía el tipo de sangre AB.

Tienen una personalidad espiritual y un poco chispeante, lo que los hace muy atractivos y populares. Nos reciben con los brazos abiertos, no nos guardan rencor cuando los desairamos y siempre dicen las cosas con diplomacia. Su carisma natural a menudo puede conducirle a la congoja (Sufrimiento, desconsuelo, tristeza, angustia, ansia y preocupación intensa provocados por un peligro o amenaza).

Los antígenos múltiples a veces hacen que se parezca al A o al B y en otras ocasiones, a una fusión de ambos, lo que puede ser positivo o negativo de acuerdo con las circunstancias.

Comparte con el tipo A la susceptibilidad al cáncer de mama. Si tiene antecedentes en su familia, incorpore los caracoles (Helix Pomatia) en su alimentación, ya que contiene una poderosa lectina que aglutina las células mutantes de dos de las formas más comunes de cáncer de mama.

Básicamente, los alimentos contraindicados para los grupos A y B lo están para el AB, pero hay excepciones.

Los panhemoaglutinantes son mejor tolerados y los del tipo AB pueden comer tomates sin inconvenientes.

Aumenta de peso si come carnes no aconsejables, la que puede reemplazar con vegetales y tofu (queso de soja). La producción inhibida de insulina causa hipo glicemia y una reducción del azúcar de la sangre después de las comidas, lo cual lleva a un metabolismo menos eficiente de los alimentos.

El Grupo AB no tiene reacción severa al gluten de trigo pero debe evitarlo porque aumenta el ácido de su tejido muscular y este tipo utiliza mejor las calorías cuando su tejido es más alcalino.

Las personas que quieran bajar su peso y volumen o sean diabéticas, tienen obligatoriamente que suspender, los dulces, cervezas, harinas y carbohidratos durante el tratamiento para adelgazar ya sean Muy Beneficiosos o Neutros. Porque interfieren con la depuración del organismo. Y después de haber terminado y estar en su peso ideal podrán comer estos alimentos siempre y cuando estén en los alimentos permitidos.

El Grupo "AB Diabético" tolera bastante bien los Cereales y los Lácteos.

Carnes rojas: Deficientemente digeridas, se almacenan como grasa.

Alubias: Inhiben la eficiencia insulínica causan hipoglucemia.

Frijoles-judías: Inhiben la eficiencia insulínica, causan hipoglucemia.

Semillas de sésamo: Causan hipoglucemia:

Trigo: Retarda el metabolismo uso ineficiente de las calorías y también inhibe la eficiencia insulínica.

Es el menos frecuente de todos 4% de los caucásicos y raza negra lo portan.

Es el tipo de sangre de desarrollo más reciente.

Son capaces de digerir y asimilar sin problemas casi todos los alimentos permitidos a condición de que estén en buenas condiciones.

En cuanto a sus tendencias reúnen tanto las inclinaciones de los del Grupo "A" como los del Grupo "B".

Según algunos científicos las personas que portan este Grupo de Sangre "AB" poseen una gran sensibilidad espiritual.

A continuación les indicaré la lista de alimentos

para el Grupo AB DIABETICO actualizados y recopilados con estudios de muchos años de seguimiento estratégico para cada grupo sanguíneo. Estos, les harán perder el sobrepeso y las enfermedades de cualquier tipo de las cuales sean poseedores con conocimiento o que estas

enfermedades estén en usted en pleno desarrollo y aun no lo sepa.

LAS PERSONAS QUE QUIERAN BAJAR SU PESO Y VOLUMEN.

Tienen obligatoriamente que suspender, los dulces, cervezas, harinas y todos los carbohidratos durante el tratamiento para adelgazar ya sean Muy Beneficiosos o Neutros. Porque interfieren con la depuración del organismo. Y después de haber logrado su peso ideal podrán comer estos alimentos siempre y cuando estén en los alimentos beneficiosos.

A continuación les indicaré la lista de alimentos para el grupo AB actualizados y recopilados con estudios de muchos años de seguimiento estratégico para cada grupo sanguíneo. Que les harán perder el sobrepeso y las enfermedades de cualquier tipo de las cuales sean poseedores con conocimiento o que estas enfermedades estén en usted en pleno desarrollo y aún no lo sepa.

Es de suma importancia debido al cambio de nombre de los alimentos según la región, el país o la cultura; que cuando consigan el nombre de un alimento en las listas que abajo indico y no lo conozcan. Busquen en Internet con el nombre del alimento y su sinónimo. Luego con el nombre del alimento en cuestión, busquen en la parte de imágenes de Google y así podrán reconocer el alimento.

FÓRMULA PARA EL GRUPO "AB DIABETICO".

Es de suma importancia hacer las tres comidas principales y las tres meriendas ya que su metabolismo sin el consumo constante de alimentos por su necesidad intelectual de labor enérgicocerebral... Nunca deberá faltar en sus meriendas (además de lo que quiera comer dentro de sus comidas permitidas) frutas, ensaladas de vegetales con salmón y cereales.

CARNES PERMITIDAS A LA SEMANA	10 %
PESCADOS Y MARISCOS A LA SEMANA	30 %
AVES Y HUEVOS A LA SEMANA	5 %
VEGETALES Y VERDURAS A LA SEMANA	30 %
FRUTAS A LA SEMANA	20 %
CEREALES Y GRANOS A LA SEMANA	5 %

Practique esta fórmula lo mejor que pueda y verá en poco tiempo como reduce su enfermedad hasta desaparecerla por completo de su cuerpo en los casos de diabetes tipo 2 y tipo 3. Mientras que en la diabetes tipo 1 o mellitus insulino dependientes notará de forma progresiva como se reduce su diabetes hasta en muchos casos desaparecer el hábito de colocarse insulina, en otros hasta disminuir drásticamente la dependencia de la insulina. Mientras que en los casos más crónicos se reducirá al menos entre el 40 y 60% de dependencia de insulina, lográndose en todos los casos   mejorar

profundamente la calidad de vida de la persona.

En los Grupos diabéticos, prácticamente es la misma fórmula de los grupos no diabéticos. La diferencia está en que los grupos diabéticos hay que eliminarles el azúcar y el exceso de carbohidratos para llevarlos a una cura segura en los casos de diabetes tipo 2 y 3 mientras que en los casos de diabetes tipo 1 o insulino dependiente en muchos casos la insulina se eliminará al instalársele la nueva cultura que les presento en La Guía de Longevidad Sana y en otros casos no solamente disminuirá considerablemente la cantidad de insulina que se inyecta a diario, sino que mejorará enormemente su calidad de vida.

CARNES Y AVES.

Debe comer porciones chicas y espaciadas, eligiendo cordero, carnero, conejo y pavo en lugar de res.

Evite las carnes ahumadas y curadas que pueden causar cáncer de estómago en personas con bajos niveles de ácido gástrico.

Muy Beneficiosas: Carnero (oveja, ovejo), Cordero (borrego, chivo, chiva), Conejo, Pavo.

Neutras: Avestruz, Faisán.

No Aconsejables: Ardilla, Búfalo, Carne de Res, Caballo, Cabra, Cerdo, Codorniz, Corazón, Gallina Cornualles, Charcutería ni Comidas Fritas, Ganso, Paloma, Pato, Perdiz, Pollo, Ternera (res), Tocino, Tortuga, Venado.

PESCADOS Y MARISCOS.

Constituyen una excelente fuente de proteínas para el grupo AB. Si hay susceptibilidad al cáncer de mama, coma caracoles Helix Pomatia.

Muy Beneficiosos: Atún, Bacalao, Besugo, Caballa (bonito), Caracol Helix pomatia (es el único caracol que debe comer este grupo, sin excepción), Delfín, Esturión, Jurel, Mero, Meeerbrasse, Perca Oceánica, Pargo Rojo, Pargo Blanco, Pez Monje, Pez Vela, Rape, Sábalo, Salmón, Sardina.

Neutros: Abalones (orejas de mar), Anjova, Arenque Fresco, Bagre, Calamares, Carpa, Carite, Catalana,

Cataco, Caviar, Cazón, Corocoro, Corégono, Corbina, Cubera, Dorado, Eperlano, Lisa (Lebranche, pataruca, múgil), Lofolátilo (pez batata en Brasil), Lucio, Mejillones, Palometa (pámpano), Perca de Rio, Pez Espada, Pez Luna, Pez Loro, Salpa, Tiburón, Trilla (salmonete en España), Vieiras.

No Aconsejables: Abadejo, Almeja, Anchoa, Anguila, Anca de Rana, Arenque Encurtido, Bacaladilla, Barracuda, Beluga, Bogavante, Brosmio, Camarones, Cangrejo, Caracoles (Helix Pomatia Si), Esturión Blanco, Eglefino, Gambas, Huevos de Salmón, Hipogloso, Langosta, Langostinos, Lenguado Gris, Medregal, Merluza, Moluscos, Ostras, Pez Ultra Congelado, Platija, Pulpo, Rana, Róbalo, Rodaballo, Salmón Ahumado, Trucha Arco Iris, Trucha Marina, Tortuga.

LACTEOS Y HUEVOS.

Controlar el mucus (sinusitis, infecciones de oído, afecciones respiratorias) que indican la necesidad de reducir los lácteos especialmente los fermentados y cultivados descremados. Utilice dos claras de huevo por cada yema para reducir el colesterol. La lectina presente en el tejido muscular del pollo no está en el huevo.

Muy Beneficiosos: Crema Agria Descremada, Cottage, Kéfir, Leche de Cabra, Mozzarella, Queso de Cabra, Queso de Oveja (feta), Quesos Ranchero (Farmerkäse), Queso Ricotta, Yogur.

Neutros: Caseína, Cuajada, Crema de soja, Gruyere, Gouda, Jarlsburg, Huevos 3 a 4 semanal (ganso, pollo, codorniz), Leche de Almendra, Leche de Soja (poca), Leche de Vaca Descremada, Munsters, Neufchatel, Queso de Bola (Edamer), Queso Colby, Queso Cheddar (poco), Queso Fundido, Queso Gruyere, Queso Fresco, Queso Hüttenkäse, Margarina de Maní, Margarina de Nuez, Lacto suero, Suizo, Suero.

No Aconsejables: Camembert, Emmenthal, Helado (con leche de vaca), Huevos de Pato, Leche Cortada, Leche Entera, Leche de Coco, Manteca, Mantequilla (animal), Queso Brie, Queso Azul, Queso Camembert, Queso Brie, Queso Emmentaler, Parmesano, Provolone, Roquefort, Sorbete.

ACEITES Y GRASAS.

Utilizar aceite de oliva en lugar de grasas animales, vegetales hidrogenadas u otros aceites vegetales.

Muy Beneficiosos: Aceite de Oliva, Aceite de Nuez.

Neutros: Aceite de Coco (poco), Aceite de Germen de Trigo, Aceite de Soya, Aceite de Grosella Negra, Aceite de Colza, Aceite de Almendra, Aceite de Onagra, Aceite de Ricino, Aceite de Borraja, Aceite de hígado de bacalao, Aceite de Linaza, Aceite de maní.

No Aconsejables: Aceite de Canola, Aceite de Cártamo, Aceite de Girasol, Aceite de Maíz, Aceite de Algodón, Aceite de Sésamo (ajonjolí).

FRUTOS SECOS Y SEMILLAS.

En cantidades reducidas y con precaución porque contienen lectinas inhibidoras de la insulina y pueden afectar su vesícula.

Muy Beneficiosas: Castañas, Maní, Mantequilla de Maní.

Neutras: Almendra, Cacao, Champiñones, Hayucos, Higos Secos sin azúcar, Albaricoques Secos sin azúcar, Margarina de Almendra, Merey, Nefelio, Nuez, Pacana, Piñones, Pistacho, Semillas de Cártamo, Semillas de Linaza.

No Aconsejables: Avellana, Manteca o Margarina de Girasol, Manteca o Margarina de Sésamo, Semillas de Sésamo, Semillas de Amapola, Semillas de Auyama.

LEGUMBRES.

Las lentejas son un alimento importantísimo para combatir el cáncer en el tipo AB debido a sus antioxidantes. Pero los granos deberán comerse en pocas cantidades hasta eliminar su codicio diabética.

Muy Beneficiosas: Frijoles de Soya, Frijol Pinto, Lentejas Verdes (arvejas).

Neutras: Café en Granos (poco), Haba Cochinera, Frijol Blanco, Judías (poca), Judías de Soya, Lenteja Roja, Productos de Soya, Poroto Jícama, Tofu (queso de soya), Vainitas.

No Aconsejables: Alubias, Caraota, Frijol Rojo, Garbanzos, Poroto de Careta.

CEREALES. (Muy Poco).

Si tiene asma o exceso de peso, evite el trigo. Limite el germen y salvado de trigo a una vez por semana.

Muy Beneficiosos: Avena, Amaranto, Arroz Inflado , Galletas de Arroz, Arroz Integral, Arroz Basmati, Bebida a base de Arroz (chicha de arroz, tetero, atol), Crema y Harina de Arroz, Escanda, Mijo, Salvado de Avena, Salvado de Arroz, Arroz Integral. Las personas "DIABETICAS" deberán suspender estos alimentos hasta estar liberadas de la diabetes.

Neutros: Cebada, Centeno o Harina de Centeno, Fécula, Germen de Trigo, Granola, Gránulos de Soja, Hojuelas de Soja, Malta, Quínoa, Salvado de Trigo (afrecho), Sémola de Trigo (pastas), Trigo Desmenuzado. Las personas "DIABETICAS" deberán suspender estos alimentos hasta estar liberadas de la diabetes.

No Aconsejables: Arroz Blanco, Ajonjolí, Cotufas, Casabe, Harina de Maíz Blanco o Amarillo, Jojoto o Elote, Harina de Yuca, Hojuelas de Maíz, Kasha, Maíz de Ningún Tipo, Mijo de Sorgo, Trigo Sarraceno.

PANES. (Muy Poco)

Si produce excesivo mucus o está excedido de peso, no consuma trigo entero, **pero sí harina de soja y arroz o trigo germinado.**

Muy beneficiosos: Crocantes de Centeno, Galletas de Arroz, Pan de Esenio, Pan de Ezequiel (se consigue en algunas casas naturistas), Pan de Arroz no Refinado, Pan de Centeno, Pan de Harina de Soja, Pan de Mijo, Pan de Trigo Germinado. Las personas "DIABETICAS" deberán suspender estos alimentos hasta estar liberadas de la diabetes.

Neutros: Pan Árabe, Pan Ázimo, Pan de Alta Proteína, Pan de Escanda, Pan de Trigo no Germinado, Pan de Trigo Integral, Pan Libre de Gluten, Pan de Salvado de Avena, Pancitos de Salvado de Trigo, Pumpernickel.

Las personas "DIABETICAS" deberán suspender estos alimentos hasta estar liberadas de la diabetes.

No aconsejables: Panes o Comidas de Harina de Maíz Blanca o Amarilla de Cualquier Tipo.

GRANOS Y PASTAS (fideos).

Se beneficia con arroz en lugar de pastas, si bien puede comer fideos de sémola o espinaca una vez por semana.

Sustituya el maíz y el trigo por centeno y avena. Sólo coma salvado y germen de trigo una vez por semana.

Muy Beneficiosos: Arroz Basmatí, Arroz blanco, Arroz de la India, Arroz no Refinado, Harina de Arroz, Arroz de Avena, Arroz de Centeno, Arroz de Trigo Germinado.

Las personas "DIABETICAS" deberán suspender estos alimentos hasta estar liberadas de la diabetes.

Neutros: Cuscús, Pastas de Arroz, Pastas de Espinaca, Pastas de Sémola, Gluten de Harina, Pastas de Cebada, Fideos de Escanda, Fideos de Graham, Pastas de Trigo Bulgur, Fideos de Trigo, Fideos de Trigo Integral, Quínoa. Las personas "DIABETICAS" deberán suspender estos alimentos hasta estar liberadas de la diabetes.

No Aconsejables: Fideos de Soba, Gachas de Trigo Sarraceno, Pasta de Alcachofas, Pastas a base de Maíz, Pasta de Sésamo (tahini).

VEGETALES.

Evite el choclo (jojoto, elote) y los productos basados en el maíz.

Muy Beneficiosos: Ajo, Apio, Batata (muy poco),

Berenjena, Brócoli, Brote de Alfalfa, Coliflor, Chirivía (zanahoria blanca), Diente de León, Hojas de Mostaza, Hojas de Remolacha, Jengibre, Jugo de Zanahoria (muy poco), Nabos, Patatas (camotes, poco), Pastinaca, Pepinos, Perejil, Repollo Verde, Tempeh

(granos de soya fermentados), Tofu (queso de soja), Yam.

Neutros: Aceitunas sin Vinagre (verde o negra), Acelga, Achicoria, Agar (poca), Alcaravea, Algas Marina, Arvejas (guisantes), Auyama, Berro, Berza Verde, Brotes de Bambú, Calabacín, Castaña (poco), Cebolla de Todo Tipo, Colinabo, Col China, Col de Bruselas, Cilantro, Culantro, Chalotes, Endibias, Escalonia, Escarola, Espárragos, Espinaca, Champiñones, Hinojo, Hojas de Sen, Hongo Enoki, Lechugas, Papa (poco), Patata Roja (poca), Perifolio, Puerro, Quingombó, Rábano Picante, Radicheta, Repollitos de Bruselas, Repollo Chino, Repollo Rojo, Repollo blanco, Rúcula, Tomate sin Concha, Yuca (MUY POCA), Zanahoria (poca).

No Aconsejables: Acacia (goma arábiga), Aguacate, Ajíes, Alcachofa, Cardo, Chili, Hongo Shiitake, Maíz Amarillo, Maíz Blanco, Ocumo Chino, Productos a base de Aloe (zabila), Pimentón, Rábano, Ruibarbo, Topinambur.

FRUTAS.

Utilice las más alcalinas como uvas, ciruelas, fresas para equilibrar los granos generadores de ácido en su tejido muscular. Evite las frutas tropicales como la naranja, la banana (cambur) (también hay potasio en los damascos (albaricoques), los higos y ciertos melones). La Piña es muy Beneficiosa.

Muy Beneficiosas: Arándanos (mirtillos), Cerezas en General, Ciruelas en General, Grosella Silvestre, Higos Secos e Higos Frescos (SIN AZUCAR, menos de tuna), Kiwi, Lima, Limones, Piña (poca), Toronja (pomelo), Uva de Cualquier Tipo (NO, MIENTRAS SEA DIABETICO).

Neutras: Ciruela China, Cacao, Coco (poco), Damascos (albaricoque), Dátiles, Durazno, Frambuesa, fresa, Guanábana, Jugo de Piña (muy poco), Lechosa (papaya, poca), Litchi, Mamón, Manzana, Melón de todo tipo (poco), Melocotón, Moras, Naranja China, Nectarina (poca), Parchita (poca), Patilla (muy poca), Peras en General, Plátano Sancochado (poco), Prunas, Quinotos, Sauco, Zarzamora.

No Aconsejables: Aguacate, Bananas, Cambur, Caqui o Kaki, Carambola, Granada, Guayaba, Higo de Tuna, Mangos, Mandarina, Membrillos, Naranjas en General, Pasas de Uva (pasas, pasitas), Pera Balsa, Ruibarbo.

JUGOS Y LÍQUIDOS.

Beber un vaso con agua tibia y el jugo recién exprimido de medio limón todas las mañanas para despejar el mucus y ayudar a la evacuación. Luego tome un vaso de jugo diluido de toronja. Elija jugos de frutas alcalinas como el arándano.

Muy Beneficiosas: Jugo de Apio, Jugo de Arándano, Jugo de Cereza, Jugo de Lechosa (poco), Jugo de Repollo.

Neutros: Cocada (poca) Sidra de Manzana, Jugo de Ciruela, Jugo de Damasco, Jugo de Manzana, Jugo de Pepinos, Jugo de Toronja.

No Aconsejables: Jugo de Naranja, Jugo de Guayaba, Mandarina.

ESPECIAS.

Se debería reemplazar la sal de mesa por las algas o la sal marina condimentada de las que venden en los súper mercados, las hay para ensaladas (tipo italiana), para mariscos y para carnes (la sal marina debe moderarse la cantidad de consumo, sobre todo los hipertensos). El aderezo hecho con soya es muy bueno y también sirve para preparar una sopa o salsas deliciosas. Evite las pimientas y los vinagres porque son ácidos, utilice jugo de limón con aceite y hierbas para aderezar las ensaladas y verduras y utilice mucho el ajo.

Muy Beneficiosas: Aderezo de Soja (natural), Ajo, Curry, Perejil, Raíz de Jengibre, Rábano Picante.

Neutras: Agar (gelatina de algas marinas), Ajedrea, Albahaca, Alcaparra sin Vinagre, Alcaravea, Alga Marina y Roja, Algarrobo, Arrurruz, Azafrán, Azúcar Estevia (poca), Bergamota, Canela, Cacao en Polvo, Cardamomo, Cebollín, Clavo de Especias, Cilantro, Comino, Crémor Tártaro, Culantro, Cúrcuma, Chocolate sin azúcar, Eneldo, Estragón, Gaulteria, Hoja de Laurel, Laurel, Levadura (poca), Mejorana,

Menta, Menta Verde, Mostaza en Polvo, Mostaza sin Vinagre, Nuez Moscada, Orégano, Paprika, Perifollo, Pimentón, Raíz de Regaliz, Romero, Sal Marina, Salsa de Soya (NATURAL), Salvia, Tamarindo, Tomillo, Uña de Gato.

No Aconsejables: Ajíes, Alcaparras Avinagradas, Almidón de Maíz (Maicena), Anís, Azúcar Refinada, Extracto de Almendras (esencia), Fructosa, Gelatina Pura, Glucosa, Jarabe de Maíz, Jarabe de Arce, Junípero, Jarabe de Caña de Azúcar, Malta de Cebada, Miel, Pimienta Blanca o Negra, Pimienta de Cayena, Pimienta en Grano, Pimienta Inglesa, Pimienta Negra, Vinagre de Sidra, Vainilla, Vinagre de Vino.

CONDIMENTOS.

No consuma condimentos en vinagre, exceso de sal y el kétchup.

Muy Beneficiosas: Ninguna.

Neutros: Mayonesa (sin vinagre), Mostaza sin vinagre, Pasta de Tomate (hecha en casa sin vinagre).

No Aconsejables: Encurtidos, Eneldo, Dulces en Vinagre, Kosher, Kétchup (salsa de tomate, por el vinagre).

INFUSIONES DE HIERBAS.

Deben tomar infusiones de hierbas para reforzar el sistema inmunológico y desarrollar una protección contra las afecciones cardiovasculares y el cáncer.

Muy Beneficiosas: Alfalfa, Bardana, Manzanilla, Té Verde y Echinacea (excelentes estimulantes del sistema inmunológico), Marjoleto y Palo Dulce (para la salud cardiovascular), Diente de León, Raíz de Bardana y Hojas de fresas (para la absorción del hierro), Escaramujo de Rosa, Ginseng, Jengibre,

Perejil.

Neutros: Abedul Blanco, Alsine, Cayena, Corteza de Roble Blanco, Dong Quai, Hierba de San Juan, Hierba Gatera, Hoja de Frambueso, Marrubio, Milenrama, Morera, Olmo Norteamericano, Menta, Salvia, Sauco, Tomillo, Valeriana, Verbena, Zarzaparrilla.

No Aconsejables: Alholva, Aloe (zabila), Barba de Maíz, Bolsa de Pastor, Candelaria, Escutelaria, Uña de Caballo, Genciana, Lúpulo, Ruibarbo, Sen, Tilo, Té Negro, Trébol Rojo.

BEBIDAS (estimulantes).

Muy Beneficiosas: Agua Ozonizada. Una Taza o Dos de Té Verde por día Aumenta la Producción de Acido Gástrico y tiene las mismas enzimas de la soja.

Neutras: Agua Mineral, Agua de Limón (agua, poco limón), Agua de Seltz (agua gasificada), Cerveza con poco contenido alcohólico (poca), Vino Blanco (sin

azúcar y poco), Vino Tinto (sin azúcar y poco), (Vinos, menos los Hipertensos).

No Aconsejables: Gaseosas de Ningún Tipo, Malta, Licores Destilados, Té Negro (descafeinado o común), Té de Zabila (aloe).

SUPLEMENTOS PARA EL TIPO AB Diabético.

Sirven para fortalecer el sistema nervioso, proporcionar antioxidantes para combatir el cáncer y vigorizar el corazón.

Vitamina C: Para protegerse del cáncer de estómago en dosis menores de 1 gr. ya que las mayores le pueden afectar el estómago. Se sugieren 2 a 3 cápsulas de 250 mg por día obtenidos a partir del escaramujo de rosa (rose hips) para que no cause trastornos digestivos. Son ricos en vitamina C la piña, el brócoli, las cerezas, frutillas, limón, toronja.

Zinc: Con precaución, unos 3 mg/día protegen a los niños de las infecciones, especialmente de oídos, pero las dosis mayores a largo plazo deterioran el sistema inmunológico e interfieren con la absorción de otros minerales.

Tómelos bajo supervisión médica. Hay zinc en las carnes recomendadas (especialmente la carne oscura del pavo), huevos y legumbres.

Selenio: Actúa como componente de las defensas antioxidantes del organismo. Consulte con el médico.

Hierbas y Fitoquímicos para el tipo AB Diabético.

Marjoleto (Crataegus oxyacantha): Es antioxidante, aumenta la elasticidad de las arterias y fortalece el músculo cardíaco, disminuye la hipertensión arterial y disuelve placas arteriales. Se vende en extractos y tinturas.

Hierbas mejoradoras de la inmunidad: Echinacea

(Echinacea Purpurea) previene afecciones virales e infecciosas y asegura el control del sistema inmune frente al cáncer (líquido o tabletas). **Huang-ki (Astragalus membranaceous) como tónico**

inmunizador, pero no es fácil de conseguir. Los azúcares de estas dos hierbas actúan como mitógenos estimulando la producción de glóbulos blancos.

Hierbas calmantes: Manzanilla, raíz de valeriana, en infusiones.

Quercitina: Bioflavonoide que se encuentra en la cebolla amarilla. Es un antioxidante más potente que la vitamina E y protege contra el cáncer. **Cardo de María (Silybum marianum): Eficaz antioxidante** que alcanza altas concentraciones en el hígado y los conductos biliares indicados en quienes tienen antecedentes de afecciones hepáticas, pancreáticas o de vesícula. También para los pacientes tratados con quimioterapia.

Bromelia (enzima de la piña): Tiene una capacidad moderada para descomponer la proteína, contribuyendo a su absorción.

ALIMENTOS QUE DEGENERAN.

- Carnes rojas: Deficientemente digeridas se almacenan como grasa.
- Alubias: Inhiben la eficiencia insulínica causan hipoglucemia.
- Frijoles-judías: Inhiben la eficiencia insulínica, causan hipoglucemia.
- Semillas de sésamo: Causan hipoglucemia:
- Trigo: Retarda el metabolismo uso ineficiente de las calorías y también inhibe la eficiencia insulínica.

ALIMENTOS QUE REGENERAN.

- Tofu: Promueve la eficiencia metabólica.
- Pescados: Promueven la eficiencia metabólica.
- Lácteos: Mejoran la producción de insulina.
- Verduras: Mejoran la eficiencia metabólica.
- Alga marina: Mejora la producción de insulina.
- Piña: Facilita la digestión y estimula la evacuación intestinal.

GRUPO SANGUÍNEO "AB" - EL ENIGMA.

*El Grupo "**AB**" NO Diabético como podrán darse cuenta es prácticamente la misma fórmula alimenticia... Solo que el "**AB**" Diabético debe eliminar hasta que sean curados entre otras cosas los alimentos que contengan muchos carbohidratos o sean muy dulces, principalmente las frutas dulces y harinas...*

CARNES Y AVES.

Debe comer porciones chicas y espaciadas, eligiendo cordero, carnero, conejo y pavo en lugar de res.

Evite las carnes ahumadas y curadas que pueden causar cáncer de estómago en personas con bajos niveles de ácido gástrico.

Muy Beneficiosas: Carnero (oveja, ovejo), Cordero (borrego, chivo, chiva), Conejo, Pavo.

Neutras: Avestruz, Faisán.

No Aconsejables: Ardilla, Búfalo, Carne de Res, Caballo, Cabra, Cerdo, Codorniz, Corazón, Gallina, Cornualles, Charcutería ni Comidas Fritas, Ganso, Paloma, Pato, Perdiz, Pollo, Ternera (res), Tocino, Tortuga, Venado.

PESCADOS Y MARISCOS.

Constituyen una excelente fuente de proteínas para el grupo AB. Si hay susceptibilidad al cáncer de mama, coma caracoles Helix Pomatia.

Muy Beneficiosos: Atún, Bacalao, Besugo, Caballa (bonito), Caracol Helix pomatia (es el único caracol que debe comer este grupo, sin excepción), Delfín, Esturión, Jurel, Mero, Meeerbrasse, Perca Oceánica, Pargo Rojo, Pargo Blanco, Pez Monje, Pez Vela, Rape, Sábalo, Salmón, Sardina.

Neutros: Abalones (orejas de mar), Anjova, Arenque Fresco, Bagre, Calamares, Carpa, Carite, Catalana, Cataco, Caviar, Cazón, Corocoro, Corégono, Corbina, Cubera, Dorado, Eperlano, Lisa (Lebranche, pataruca, múgil), Lofolátilo (pez batata en Brasil), Lucio, Mejillones, Palometa (pámpano), Perca de Rio, Pez Espada, Pez Luna, Pez Loro, Salpa, Tiburón, Trilla (salmonete en España), Vieiras.

No Aconsejables: Abadejo, Almeja, Anchoa, Anguila, Anca de Rana, Arenque Encurtido, Bacaladilla, Barracuda, Beluga, Bogavante, Brosmio, Camarones, Cangrejo, Caracoles (Helix Pomatia Si), Esturión Blanco, Eglefino, Gambas, Huevos de Salmón, Hipogloso, Langosta, Langostinos, Lenguado Gris, Medregal, Merluza, Moluscos, Ostras, Pez Ultra Congelado, Platija, Pulpo, Rana, Róbalo, Rodaballo, Salmón Ahumado, Trucha Arco Iris, Trucha Marina, Tortuga.

LACTEOS Y HUEVOS.

Controlar el mucus (sinusitis, infecciones de oído, afecciones respiratorias) que indican la necesidad de reducir los lácteos especialmente los fermentados y cultivados descremados. Utilice dos claras de huevo por cada yema para reducir el colesterol. La lectina presente en el tejido muscular del pollo no está en el huevo.

Muy Beneficiosos: Crema Agria Descremada, Cottage, Kéfir, Leche de Cabra, Mozzarella, Queso de Cabra, Queso de Oveja (feta), Quesos Ranchero (Farmerkäse), Queso Ricotta, Yogur.

Neutros: Caseína, Cuajada, Crema de soja, Gruyere, Gouda, Jarlsburg, Huevos 3 a 4 semanal (ganso, pollo, codorniz), Leche de Almendra, Leche de Soja (poca), Leche de Vaca Descremada, Munsters, Neufchatel, Queso de Bola (Edamer), Queso Colby, Queso Cheddar (poco), Queso Fundido, Queso

Gruyere, Queso Fresco, Queso Hüttenkäse, Margarina de Maní, Margarina de Nuez, Lacto suero, Suizo, Suero.

No Aconsejables: Camembert, Emmenthal, Helado (con leche de vaca), Huevos de Pato, Leche Cortada, Leche Entera, Leche de Coco, Manteca, Mantequilla (animal), Queso Brie, Queso Azul, Queso Camembert, Queso Brie, Queso Emmentaler, Parmesano, Provolone, Roquefort, Sorbete.

ACEITES Y GRASAS.

Utilizar aceite de oliva en lugar de grasas animales, vegetales hidrogenadas u otros aceites vegetales.

Muy Beneficiosos: Aceite de Oliva, Aceite de Nuez.

Neutros: Aceite de Coco (poco), Aceite de Germen de Trigo, Aceite de Soya, Aceite de Grosella Negra, Aceite de Colza, Aceite de Almendra, Aceite de Onagra, Aceite de Ricino, Aceite de Borraja, Aceite de hígado de bacalao, Aceite de Linaza, Aceite de maní.

No Aconsejables: Aceite de Canola, Aceite de Cártamo, Aceite de Girasol, Aceite de Maíz, Aceite de Algodón, Aceite de Sésamo (ajonjolí).

FRUTOS SECOS Y SEMILLAS.

En cantidades reducidas y con precaución porque contienen lectinas inhibidoras de la insulina y pueden afectar su vesícula.

Muy Beneficiosas: Castañas, Maní, Mantequilla de Maní.

Neutras: Almendra, Cacao, Champiñones, Hayucos, Higos Secos sin azúcar, Albaricoques Secos sin azúcar, Margarina de Almendra, Merey, Nefelio, Nuez, Pacana, Piñones, Pistacho, Semillas de Cártamo, Semillas de Linaza.

No Aconsejables: Avellana, Manteca o Margarina de Girasol, Manteca o Margarina de Sésamo, Semillas de Sésamo, Semillas de Amapola, Semillas de Auyama.

LEGUMBRES.

Las lentejas son un alimento importantísimo para combatir el cáncer en el tipo AB debido a sus antioxidantes.

Muy Beneficiosas: Frijoles de Soya, Frijol Pinto, Lentejas Verdes (arvejas).

Neutras: Arvejas, Café en Granos (poco), Haba Cochinera, Frijol Blanco, Judías (poca), Judías de Soya, Lenteja Roja, Productos de Soya, Poroto Jícama, Tofu (queso de soya), Vainitas, Frijol Bayo.

No Aconsejables: Alubias, Caraota, Frijol Rojo, Garbanzos, Poroto de Careta.

CEREALES.

Si tiene asma o exceso de peso, evite el trigo. Limite el germen y salvado de trigo a una vez por semana.

Muy Beneficiosos: Avena, Amaranto, Arroz Inflado, Galletas de Arroz, Arroz Integral, Arroz Basmati, Bebida a base de Arroz (chicha de arroz, tetero, atol), Crema y Harina de Arroz, Escanda, Mijo, Salvado de Avena, Salvado de Arroz, Arroz Integral.

Neutros: Cebada, Centeno o Harina de Centeno, Fécula, Germen de Trigo, Granola, Gránulos de Soja, Harina con Gluten, Harina de Trigo (poca), Hojuelas de Soja, Malta, Quínoa, Salvado de Trigo (afrecho) Sémola de Trigo (pastas, poco), Trigo Desmenuzado.

No Aconsejables: Arroz Blanco, Ajonjolí, Cotufas, Casabe, Harina de Maíz Blanco o Amarillo, Jojoto o Elote, Harina de Yuca, Hojuelas de Maíz, Kasha, Maíz de Ningún Tipo, Mijo de Sorgo, Trigo Sarraceno.

PANES.

Si produce excesivo mucus o está excedido de peso, no consuma trigo entero, pero sí harina de soja y arroz o trigo germinado.

Muy Beneficiosos: Crocantes de Centeno, Galletas de Arroz, Pan de Esenio, Pan de Ezequiel (se consigue en algunas casas naturistas), Pan de Arroz no Refinado, Pan de Centeno, Pan de Harina de Soja, Pan de Mijo, Pan de Trigo Germinado.

Neutros: Pan Árabe, Pan Ázimo, Pan de Alta Proteína, Pan de Escanda, Pan de Trigo no Germinado, Pan de Trigo Integral, Pan Libre de Gluten, Pan de Salvado de Avena, Pancitos de Salvado de Trigo, Pumpernickel.

No Aconsejables: Panes o Comidas de Harina de Maíz Blanca o Amarilla de Cualquier Tipo.

GRANOS Y PASTAS (fideos).

Se beneficia con arroz en lugar de **pastas**, si bien puede comer fideos de sémola o espinaca una vez por semana.

Sustituya el maíz y el trigo por centeno y avena. Sólo coma salvado y germen de trigo una vez por semana.

Muy Beneficiosos: Arroz Basmatí, Arroz blanco, Arroz de la India, Arroz no Refinado, Harina de Arroz, Arroz de Avena, Arroz de Centeno, Arroz de Trigo Germinado.

Neutros: Cuscús, Pastas de Arroz, Pastas de Espinaca, Pastas de Sémola, Gluten de Harina, Pastas de Cebada, Fideos de Escanda, Fideos de Graham, Pastas de Trigo Bulgur, Fideos de Trigo, Fideos de Trigo Integral, Quínoa.

No Aconsejables: Fideos de Soba, Gachas de Trigo Sarraceno, Pasta de Alcachofas, Pastas a base de Maíz, Pasta de Sésamo (tahini).

VEGETALES.

Evite el choclo (jojoto, elote) y los productos basados en el maíz.

Muy Beneficiosos: Ajo, Apio, Batata (muy poco), Berenjena, Brócoli, Brote de Alfalfa, Coliflor, Chirivía (zanahoria blanca), Diente de León, Hojas de Mostaza, Hojas de Remolacha, Jengibre, Jugo de Zanahoria (muy poco), Nabos, Patatas (camotes, poco),

Pastinaca, Pepinos, Perejil, Repollo Verde, Tempeh (granos de soya fermentados), Tofu (queso de soja), Yam.

Neutros: Aceitunas sin Vinagre (verde o negra), Acelga, Achicoria, Agar (poca), Alcaravea, Algas Marina, Arvejas (guisantes), Auyama, Berro, Berza Verde, Brotes de Bambú, Calabacín, Castaña (poco), Cebolla de Todo Tipo, Colinabo, Col China, Col de Bruselas, Cilantro, Culantro, Chalotes, Endibias, Escalonia, Escarola, Espárragos, Espinaca, Champiñones, Hinojo, Hojas de Sen, Hongo Enoki, Lechugas, Papa (poco), Patata Roja (poca), Perifolio, Puerro, Quingombó, Rábano Picante, Radicheta, Repollitos de Bruselas, Repollo Chino, Repollo Rojo, Repollo blanco, Rúcula, Tomate sin Concha, Yuca (MUY POCA), Zanahoria (poca).

No Aconsejables: Acacia (goma arábiga), Aguacate, Ajíes, Alcachofa, Cardo, Chili, Hongo Shiitake, Maíz Amarillo, Maíz Blanco, Ocumo Chino, Productos a base de Aloe (zabila), Pimentón, Rábano, Ruibarbo, Topinambur.

FRUTAS.

Utilice las más alcalinas como uvas, ciruelas, fresas para equilibrar los granos generadores de ácido en su tejido muscular. Evite las frutas tropicales como la naranja, la banana (cambur) (también haypotasio en los damascos (albaricoques), los higos y ciertos melones). La Piña es muy Beneficiosa.

Muy Beneficiosas: Arándanos (mirtillos), Cerezas en General, Ciruelas en General, Grosella Silvestre, Higos Secos e Higos Frescos (menos de tuna), Kiwi, Lima, Limones, Piña (poca), Toronja (pomelo), Uva de Cualquier Tipo.

Neutras: Ciruela China, Cacao, Coco (poco), Damascos (albaricoque), Dátiles, Durazno,Frambuesa, Guanábana, fresa, Jugo de Piña, Lechosa (papaya), Litchi, Mamón, Manzana, Melón de todo tipo, Melocotón, Moras, Naranja China, Nectarina, Parchita (poca), Pasa de Corinto Negra y Roja, Papaya, Patilla, Pasas de Uva (pasas, pasitas), Peras en General, Plátano Sancochado o en Dulce (poco), Prunas, Quinotos, Sandías, Sauco, Zarzamora, Lechosa.

No Aconsejables: Aguacate, Bananas, Cambur, Caqui o Kaki, Carambola, Granada, Guayaba, Higo de Tuna, Mangos, Mandarina, Membrillos, Naranjas en General, Pasas de Uva (pasas, pasitas), Pera Balsa, Ruibarbo.

JUGOS Y LÍQUIDOS.

Beber un vaso con agua tibia y el jugo recién exprimido de medio limón todas las mañanas para despejar el mucus y ayudar a la evacuación. Luego tome un vaso de jugo diluido de toronja. Elija jugos de frutas alcalinas como el arándano.

Muy Beneficiosas: Jugo de Apio, Jugo de Arándano, Jugo de Cereza, Jugo de Lechosa (poco), Jugo de Repollo.

Neutros: Cocada (poca) Sidra de Manzana, Jugo de Ciruela, Jugo de Damasco, Jugo de Manzana, Jugo de Pepinos, Jugo de Toronja.

No Aconsejables: Jugo de Naranja, Jugo de Guayaba, Mandarina.

ESPECIAS.

Se debería reemplazar la sal de mesa por las algas o la sal marina condimentada de las que venden en los súper mercados, las hay para ensaladas (tipo italiana), para mariscos y para carnes (la sal marina debe moderarse la cantidad de consumo, sobre todo los hipertensos). El aderezo hecho con soya es muy bueno y también sirve para preparar una sopa o salsas deliciosas. Evite las pimientas y los vinagres porque son ácidos, utilice jugo de limón con aceite y hierbas para aderezar las ensaladas y verduras y utilice mucho el ajo.

Muy Beneficiosas: Aderezo de Soja (natural), Ajo, Curry, Perejil, Raíz de Jengibre, Rábano Picante.

Neutras: Agar (gelatina de algas marinas), Ajedrea, Albahaca, Alcaparra sin Vinagre, Alcaravea, Alga Marina y Roja, Algarrobo, Arrurruz, Azafrán, Azúcar Estevia (poca), Bergamota, Canela, Cacao en Polvo, Cardamomo, Cebollín, Clavo de Especias, Cilantro,

Comino, Crémor Tártaro, Culantro, Cúrcuma, Chocolate sin azúcar, Eneldo, Estragón, Gaulteria, Hoja de Laurel, Laurel, Levadura (poca), Mejorana, Menta, Menta Verde, Mostaza en Polvo, Mostaza sin Vinagre, Nuez Moscada, Orégano, Paprika, Perifollo, Pimentón, Raíz de Regaliz, Romero, Sal Marina, Salsa de Soya (NATURAL), Salvia, Tamarindo, Tomillo, Uña de Gato.

No Aconsejables: Ajíes, Alcaparras Avinagradas, Almidón de Maíz (Maicena), Anís, Azúcar Refinada, Extracto de Almendras (esencia), Fructosa, Gelatina Pura, Glucosa, Jarabe de Maíz, Jarabe de Arce, Junípero, Jarabe de Caña de Azúcar, Malta de Cebada, Miel, Pimienta Blanca o Negra, Pimienta de Cayena, Pimienta en Grano, Pimienta Inglesa, Pimienta Negra, Vinagre de Sidra, Vainilla, Vinagre de Vino.

CONDIMENTOS.

No consuma condimentos en vinagre, exceso de sal y el kétchup.

Muy Beneficiosas: Ninguna.

Neutros: Mayonesa (sin vinagre), Mostaza sin vinagre, Pasta de Tomate (hecha en casa sin vinagre).

No Aconsejables: Encurtidos, Eneldo, Dulces en Vinagre, Kosher, Kétchup (salsa de tomate, por el vinagre).

INFUSIONES DE HIERBAS.

Deben tomar infusiones de hierbas para reforzar el sistema inmunológico y desarrollar una protección contra las afecciones cardiovasculares y el cáncer.

Muy Beneficiosas: Alfalfa, Bardana, Manzanilla, Té Verde y Echinacea (excelentes **estimulantes del sistema inmunológico**), Marjoleto y Palo Dulce (**para la salud cardiovascular**), Diente de León, Raíz de Bardana y Hojas de fresas (**para la absorción del hierro**), Escaramujo de Rosa, Ginseng, Jengibre,

Perejil.

Neutros: Abedul Blanco, Alsine, Cayena, Corteza de Roble Blanco, Dong Quai, Hierba de San Juan, Hierba Gatera, Hoja de Frambueso, Marrubio, Milenrama, Morera, Olmo Norteamericano, Menta, Salvia, Sauco, Tomillo, Valeriana, Verbena, Zarzaparrilla.

No Aconsejables: Alholva, Aloe (zabila), Barba de Maíz, Bolsa de Pastor, Candelaria, Escutelaria, Uña de Caballo, Genciana, Lúpulo, Ruibarbo, Sen, Tilo, Té Negro, Trébol Rojo.

BEBIDAS (estimulantes).

Muy Beneficiosas: Agua Ozonizada. Una Taza o Dos de Té Verde **por día Aumenta la Producción de Acido Gástrico y tiene las mismas enzimas de la soja.**

Neutros: Agua Mineral, Agua de Limón (agua, poco limón), Agua de Seltz (agua gasificada), Cerveza con poco contenido alcohólico (poca), Vino Blanco (sin azúcar y poco), Vino Tinto (sin azúcar y poco), (Vinos, menos los Hipertensos).

No Aconsejables: Gaseosas de Ningún Tipo, Malta, Licores Destilados, Té Negro (descafeinado o común), Té de Zabila (aloe).

SUPLEMENTOS PARA EL TIPO AB.

Sirven para fortalecer el sistema nervioso, proporcionar antioxidantes para combatir el cáncer y vigorizar el corazón.

Vitamina C: Para protegerse del cáncer de estómago en dosis menores de 1 gr. ya que las mayores le pueden afectar el estómago. Se sugieren 2 a 3 cápsulas de 250 mg por día obtenidos a partir del escaramujo de rosa (rose hips) para que no cause trastornos digestivos. Son ricos en vitamina C la piña, el brócoli, las cerezas, frutillas, limón, toronja.

Zinc: Con precaución, unos 3 mg/día protegen a los niños de las infecciones, especialmente de oídos, pero las dosis mayores a largo plazo deterioran el sistema inmunológico e interfieren con la absorción de otros minerales.

Tómelos bajo supervisión médica. Hay zinc en las carnes recomendadas (especialmente la carne oscura del pavo), huevos y legumbres.

Selenio: Actúa como componente de las defensas antioxidantes del organismo. Consulte con el médico.

Hierbas y Fitoquímicos para el tipo AB. **Marjoleto (Crataegus oxyacantha):** Es antioxidante, aumenta la elasticidad de las arterias y fortalece el músculo cardíaco, disminuye la hipertensión arterial y disuelve placas arteriales. Se vende en extractos y tinturas.

Hierbas mejoradoras de la inmunidad: Echinacea

(Echinacea Purpurea) previene afecciones virales e infecciosas y asegura el control del sistema inmune frente al cáncer (líquido o tabletas). **Huang-ki (Astragalus membranaceous) como tónico inmunizador, pero no es fácil de conseguir.** Los azúcares de estas dos hierbas actúan como mitógenos estimulando la producción de glóbulos blancos.

Hierbas calmantes: Manzanilla, raíz de valeriana, en infusiones.

Quercitina: Bioflavonoide que se encuentra en la cebolla amarilla. Es un antioxidante más potente que la vitamina E y protege contra el cáncer.

Cardo de María (Silybum marianum): Eficaz

antioxidante que alcanza altas concentraciones en el hígado y los conductos biliares indicados en quienes tienen antecedentes de afecciones hepáticas, pancreáticas o de vesícula. También para los pacientes tratados con quimioterapia.

Bromelia (enzima de la piña): Tiene una capacidad moderada para descomponer la proteína, contribuyendo a su absorción.

ALIMENTOS QUE DEGENERAN.

- **Carnes rojas: Deficientemente digeridas se almacenan como grasa.**
- **Alubias: Inhiben la eficiencia insulínica causan hipoglucemia.**
- **Frijoles-judías: Inhiben la eficiencia insulínica, causan hipoglucemia.**
- **Semillas de sésamo: Causan hipoglucemia:**
- **Trigo: Retarda el metabolismo uso ineficiente de las calorías y también inhibe la eficiencia insulínica.**

ALIMENTOS QUE REGENERAN.

- **Tofu: Promueve la eficiencia metabólica.**
- **Pescados: Promueven la eficiencia metabólica.**
- **Lácteos: Mejoran la producción de insulina.**
- **Verduras: Mejoran la eficiencia metabólica.**
- **Alga marina: Mejora la producción de insulina.**

Piña: Facilita la digestión y estimula la evacuación intestinal.

PERFIL ESTRÉS – DEPRESIÓN / EJERCICIO DEL GRUPO "O (Ambos)".

El estrés va directamente a sus músculos. **Deben hacer ejercicio físico intenso para acidificar aún más el tejido muscular.** Si no lo hace, el agotamiento le provoca un menor ritmo metabólico, depresión, fatiga e insomnio. Si no ejercita, se vuelve vulnerable a una cantidad de afecciones inflamatorias y autoinmunes como la artritis, depresión, asma, así como al aumento sostenido de peso.

Es importante practicar alguna actividad física de **forma regular.** Les van mejor los deportes competitivos que requieren **intenso esfuerzo físico** como: aeróbicos, natación, jogging (trote tipo caminata), marcha, artes marciales, subir escaleras, ciclismo, danza, patinaje sobre ruedas o sobre hielo, gimnasio, pesas, etc.

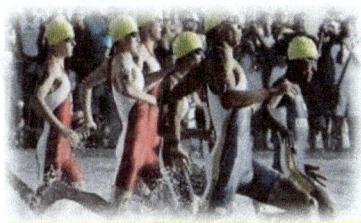 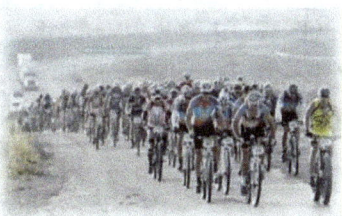

Alimentos o Elementos Agresores.
Como Identificar los "Alimentos" Agresores.
Bromuro, Mercurio, Aluminio, Flúor, Benzoatos.

BUSCANDO ALIMENTOS y ELEMENTOS AGRESORES.
Estos alimentos y elementos agresores, son alimentos

que aunque puedan consumirse según su grupo sanguíneo, ya su organismo por razones de súper vivencia determinó que lo dañan y por tal motivo los rechazan, así como elementos de tipo ambiental o psicológico y se identificaran, según el siguiente método.

INFORME de COMIDAS y EVENTOS. Debe anotar EN UN CUADERNO todos los alimentos comidas, bebidas que consuma en el día, así como eventos fuera de lo común como por ejemplo, discusiones, personas, lugares, temperaturas, ambientes, ventiladores, altura, olores, etc. y anotarlos diariamente en un cuaderno.

En el momento que se noten o hagan más fuertes sus síntomas, usted buscara en el cuaderno que fue lo último que comió antes de que sus síntomas empeoraran o que evento se presentó y remarcar esa área del cuaderno y tratar de buscar entre esa última comida que alimento o evento inusual ingirió o se presentó. Una vez ubicado este alimento o evento deberá sacarlo de su de por vida, o evitarlo en el caso de que fuere un evento.

Durante el periodo de tranquilidad, es decir sin síntomas fuertes. Verificaremos el alimento o elemento agresor. Usted comerá ese día de manera algo abundante el alimento que ubicó como alimento agresor, o intentara simular el evento sospechoso y si los síntomas empeoran antes de 24 horas, entonces habremos verificado el alimento o evento agresor y una vez verificado, se eliminara de por vida de sus comidas, o evitarlo en el caso de que fuere un evento.

Si el alimento o elemento que se verifico no presentó síntomas. Quiere decir que usted no logró acertar en la identificación del alimento en la comida que consumió en esa ocasión o evento de ese día. Entonces deberá ir al cuaderno donde remarcó y verificar otro alimento o evento sospechoso de ese día y repetir los pasos anteriores hasta encontrarlo. Ya que el metabolismo y el subconsciente del cuerpo trabajan de manera desconocida por el hombre hasta el momento... A veces el alimento o evento es el que menos espera.

Un Elemento agresor es sin duda el microondas.

EL MICROONDAS. Más vale una imagen que mil palabras, dice el refrán, y en este caso es más que elocuente. **HAGA ESTE EXPERIMENTO EN CASA.**

Compra 2 plantas pequeñas idénticas y riégalas (un día cada dos días), una con agua pasada 5 minutos por el microondas, y la otra planta se riega con agua limpia y purificada (si es ozono, mucho mejor). A los 9 días,

LA DIFERENCIA ES LA MISMA QUE HAY ENTRE...
LA VIDA y LA MUERTE.

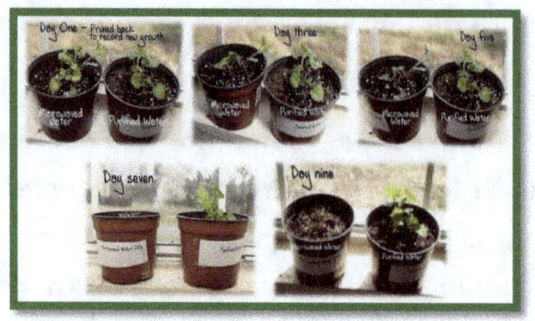

Si lo pensamos bien, someter un alimento o bebida a un bombardeo de ondas electromagnéticas de microondas, e introducirlo en nuestro propio cuerpo, es una barbaridad. Es un caso que nos recuerda aquellas situaciones en las que hay personas que viven a muy poca distancia de antenas que emiten ondas de microondas de baja frecuencia; ya se han demostrado muchos casos de enfermedades y cánceres causados por permanecer dentro del radio de acción de estas antenas.

Pero en el caso del aparato de microondas, el alimento irradiado es introducido por la persona en su propio cuerpo, que es el comportamiento más grave que puede adoptar en relación con estas ondas electromagnéticas.

Las microondas naturales del Sol son de frecuencia amplia, de corriente continua y no crean calor por fricción, mientras que los hornos de microondas son de frecuencia estrecha, de onda punta y de corriente alterna que generan calor por fricción. Esta fricción molecular provoca daños estructurales en las moléculas de los alimentos, deformándolas, acidificándolas y destruyéndolas.

Un alimento o bebida pasado por el microondas doméstico pierde hasta el 90% de la energía vital de sus nutrientes, con lo que se desintegra el aporte nutricional.

Los minerales de los vegetales, cocinados con microondas, se convierten en radicales libres cancerígenos. Asimismo, el consumo de alimentos cocinados en microondas provoca cáncer de estómago, intestinos, colon y sangre. También provoca pérdida de memoria, inestabilidad emocional, pérdida de inteligencia, daño cerebral, etc.

El consumo de alimentos sometidos al bombardeo de microondas detiene o altera la producción de hormonas masculinas y femeninas. Es curioso que las ondas de microondas hayan sido utilizadas en programas secretos de control psicológico subliminal y lavado de cerebro, según especialistas médicos rusos.

En definitiva, que el horno microondas, la máquina del cáncer, es un desastre para los seres humanos, para los animales y para todos los seres vivos. Si aún no te has deshecho de tu peligroso aparato de microondas, hoy es un buen día para hacerlo... ¡Cuanto antes mejor! ¡Y cuanto más lejos mejor! ...

Hay un grupo de alimentos que, aunque son ácidos, pueden y deben consumirse según sus diferentes grupos sanguíneos para equilibrar el grado de acidez y alcalinidad del organismo (especialmente el grupo o). Y estos son: **Carnes según su Grupo Sanguíneo (todas). Azúcar**

Morena – Papelón - Solo diabéticos... Azúcar Estevia.

Cualquier comida cocinada. (La cocción elimina el oxígeno y lo transforma en ácido) incluidas las verduras cocidas. Por ello, los alimentos deben cocinarse a no más de 45ºC o al vapor (baño maría) para que conserven todos sus nutrientes. Pero así, personalmente, todas las verduras de hoja, las coloco en agua hirviendo durante 1 minuto para matar todas las bacterias y otros organismos nocivos que contienen.

Mientras que las verduras o bulbos (zanahorias, patatas, nabos, judías verdes, remolachas, etc.) las corto primero y luego las coloco en agua ya hirviendo, las dejo 10 minutos y luego reposar hasta que el agua se vuelva tibia.

Constantemente la sangre se autorregula para no caer en la acidez metabólica, garantizando así el correcto funcionamiento celular, optimizando el metabolismo. El cuerpo debe obtener las bases (minerales) de los alimentos para neutralizar la acidez de la sangre en la metabolización.

AGUA IONIZADA U OZONIZADA Es muy importante para el suministro de oxígeno. "La deshidratación crónica es el factor estresante número uno en el cuerpo y la raíz de la mayoría de las enfermedades degenerativas. Esta agua es altamente alcalinizante e importante para el rejuvenecimiento.

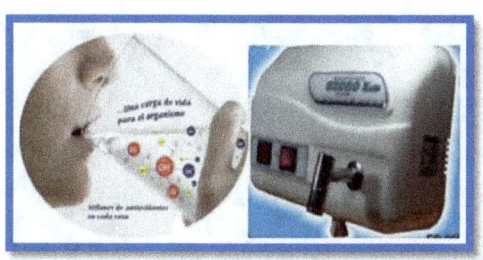

Dr. George W. Crile, de Cleveland, uno de los principa les cirujanos del mundo declara abiertamente: "Todas las llamadas muertes naturales no son más que el punto terminal de una saturación de ácidos en el organismo".

Contrario a lo anterior, es totalmente imposible que una enfermedad o cáncer prolifere en una persona que libera su cuerpo de la acidez, alimentándose con alimentos que producen reacciones metabólicas alcalinas y aumentando el consumo de agua pura; y que, a su vez, evite los alimentos que provocan dicha acidez, y cuide los elementos tóxicos.

Colón y Riñones.

Hacer una limpieza del hígado, de los conductos biliares, colon y riñones es la manera más efectiva de **revitalizar el metabolismo** y de eliminar calculo, impurezas, toxinas y del cuerpo debido al cambio total y sustancial que esto causa en la regeneración del metabolismo funciones vitales del organismo.

Muchas personas tienen los conductos biliares tapados con piedras (cálculos) compuestos de colesterol y bilis endurecida. La bilis es esencial para el metabolismo y la digestión correcta de las grasas y proteínas que consumimos. Cuando los conductos biliares y el hígado se tapan el metabolismo y la digestión se vuelven deficientes causando todo tipo de enfermedad.

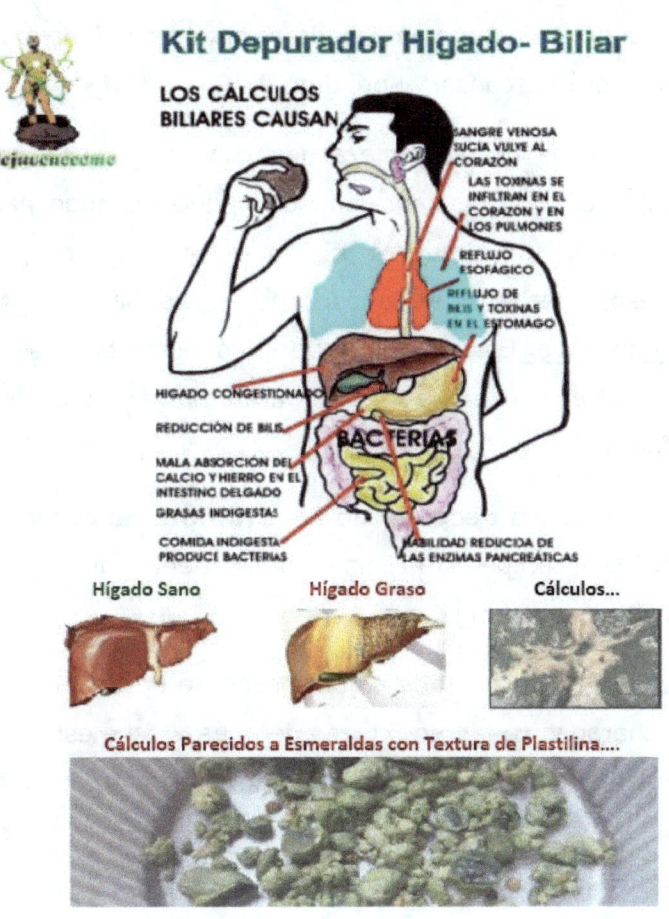

Kit Depurador Higado- Biliar

LOS CÁLCULOS
BILIARES CAUSAN

SANGRE VENOSA
SUCIA VULVE AL
CORAZON

LAS TOXINAS SE
INFILTRAN EN EL
CORAZON Y EN
LOS PULMONES

REFLUJO
ESOFÁGICO

REFLUJO DE
BILIS Y TOXINAS
EN EL ESTOMAGO

HIGADO CONGESTIONADO

REDUCCIÓN DE BILIS

MALA ABSORCIÓN DEL
CALCIO Y HIERRO EN EL
INTESTINO DELGADO

GRASAS INDIGESTAS

COMIDA INDIGESTA
PRODUCE BACTERIAS

BACTERIAS

HABILIDAD REDUCIDA DE
LAS ENZIMAS PANCREÁTICAS

Hígado Sano   Hígado Graso   Cálculos...

Cálculos Parecidos a Esmeraldas con Textura de Plastilina....

Los ingredientes que se usan para la esta

Depuración son los siguientes:

Sal de Epsom - Aceite de Oliva Extra Virgen (1/2 taza). Toronja, Naranja o Greifu (la roja) Fresca ¾ de taza de jugo – Pitillo (carrizo o Sorbete) – Jarra con Tapa.

Desde el día antes de la limpieza no tome vitaminas, medicinas (a menos que sean sumamente necesarias e imprescindibles) ni ninguna cosa que no sean alimentos vegetarianos pertenecientes a su grupo sanguíneo. Escoja un día como viernes o sábado para hacer la limpieza ya que así podrá descansar al próximo día.

El día de la limpieza desayunar **sin ninguna grasa** (solo coma frutas, ensalada de vegetales, jugo natural de frutas) y un almuerzo **sin proteínas** (carnes, huevos, queso, leche, pescados, etc.) adobando **con sal solamente.** Esto permite que el conducto biliar se llene de bilis y desarrolle una presión para empujar las piedras hacia afuera.

Este día **después de las 2:00 pm no coma ni tome nada.** Si rompe está regla se puede sentir muy mal al hacer la limpieza del hígado.

Prepare la sal de higuera (Salt de Epsom) mezclando 4 cucharadas **rasas** en 3 tazas de agua y eche esta mezcla en una jarra. Esta mezcla es suficiente para 4 porciones de ¾ de taza cada una. Ponga la jarra en la nevera para que se enfríe.

A las 6:00 pm bébase una porción (¾ de taza) de la mezcla de sal de higuera. Beba algo de agua después de ingerir la sal de higuera para quitarse el sabor de la boca.

A las 8:00 pm bébase otra porción (¾ de taza) de la mezcla de sal de higuera. Usted no ha comido desde las **2:00 pm** pero no pasó hambre. Prepare su cama. En este proceso el factor tiempo es de suma importancia, no se adelante o atrase por más de 10 minutos entre cada hora indicada mientras lo hace.

A las 9:50 pm Vierta ½ taza de aceite de oliva virgen en un vaso. Debe usted tener ¾ de taza de jugo de toronja fresca recién exprimida. Añada ahora el jugo de toronja (la toronja debe ser la de color rojo) al aceite de oliva. Y mézclelos bien hasta que se unan bien el jugo y el aceite (solo con el jugo fresco de toronja se logra esto). Tómelo a las **10:00 pm** bébase la mezcla que ha preparado de aceite de oliva y jugo de toronja. Tómesela estando parada (o) de pie, y no tarde más de 5 minutos en ingerirla completa.

Acuéstese inmediatamente. Si no se acuesta inmediatamente pueden fallar en salir las piedras biliares. Mientras más rápido se acueste más piedras logrará sacar. Prepare su cama con tiempo para que pueda acostarse sin tenerse que levantar para ir al baño ni ninguna otra situación. Tan pronto se haya tomado esta mezcla acuéstese del lado derecho. Trate de pensar en lo que está pasando en el hígado. Trate de estabilizar perfectamente el inmóvil por lo menos por 20 minutos. Quizás pueda usted sentir el rodar de las piedras biliares como si eventualmente canicas bajando por su conducto biliar. No hay dolor alguno porque los conductos biliares han sido bien abiertos por la sal de higuera. **Duerma o relajase lo más profundo que pueda,** puede evitar el sacar más cálculos y toxinas si no lo hace.

Al próximo día. Al despertarse tómese su tercera dosis de sal de higuera (¾ taza), **nunca antes de las 6:00 am** Si tiene indigestión o náuseas espere hasta que se le vayan antes de tomar la sal de higuera y regrese a su posición en la cama.

2 horas después. Tómese la cuarta y última dosis de sal de higuera (¾ taza). Regrese a la cama.

Después de 2 horas, puede usted comer. Empiece con jugos de frutas y frutas enteras. Durante este día trate de comer comidas fáciles de digerir como ensaladas. Para la noche se debe sentir usted recuperado.

¿Cuán bien le fue? Espere tener una diarrea en la mañana. Use una linterna para buscar las piedras que salieron en su inodoro. Busque las de color verde, parecidas a esmeraldas (color de la bilis) como **prueba** de que realmente salieron las piedras biliares. Las piedras biliares flotan porque están hechas de colesterol. Esta limpieza es **totalmente** segura. Se la han hecho personas de 80 años o más de edad sin sufrir complicación alguna.

Usted debe repetir esta limpieza a las 9 semanas, esto es importante ya que en la primera limpieza usted limpió un Hígado cargado de impurezas viejas. Ahora que el filtro (Hígado) está limpio, comenzará a recoger todas las impurezas que están circulando en su organismo. El hígado volverá a tapar pero esta vez de las toxinas e impurezas nuevas y una vez hecha está segunda limpieza, ahora sí que usted tiene un organismo nuevo que regenera todo tipo de problemas que tenga su cuerpo. Luego deberá hacerse la limpieza 1 vez cada 3 o 6 años.

Las personas que hacen esta limpieza pueden sentirse un poco débiles por 2 o 3 días después de la limpieza, pero es normal mientras el cuerpo se recupera de la acción depurativa.

Este proceso regenerará su cuerpo de una manera increíble y en pocas semanas se quitará años de encima, sintiéndose más joven, fuerte y saludable.

Como Nutrir su Cuerpo.

1. **Es imprescindible hacerse la depuración de Cándida Albicans interna.** Tome 70 cc de jugo de limón puro en ayuno junto con 3 dientes grandes de ajo cortados en hojuelas y 30 minutos después 1 cucharada de aceite de coco emulsificado o comestible, todo esto lo hará durante 12 días. Luego durante 3 semanas más hará la toma solo del aceite de coco con el ajo pecado el limón. Después de tomar 2 cucharadas de Aceite de Coco comestible a la mitad del desayuno almuerzo y una cucharada en la cena por 6 meses, luego bajar una cucharada en cada comida de por vida, en el caso de Alzheimer. **Rico en grasas de cadena larga de fruta.**

2. **Hacerse la limpieza de Hígado, Vías Biliares, Colon y Riñones. Es de suma importancia.**

3. **Tomar 2 capsulas de Omega 3 de Pescado con media taza de jugo de vegetales verdes en el desayuno por 1 año, especial para alimentar el cerebro debido a que el 60 % del cerebro es grasa. Rico en grasas de cadena larga animal.**

4. **Tomar 2 capsulas de Lecitina de Soya ya que contiene colina, que es un neurotransmisor**

cerebral, en el desayuno por 1 año. Rico en grasas de cadena larga vegetal.

5. Aderezar las ensaladas con Aceite de Linaza, Aceite de Aguacate o Aceite de Oliva Extra Virgen. Rico en grasas de cadena larga vegetal.

6. Al tomar un jugo de vegetales verdes de 180 mililitros al día el cerebro se regenera más rápidamente ya que su clorofila contiene aproximadamente 160 mg de Magnesio. Excelente Oxigenante Corporal y Cerebral.

7. Tomar agua de ozono de por vida. Excelente Oxigenante Corporal y Cerebral.

8. Tomar 1 capsula de Espirulina, una de Ginkgo Biloba y 2 de Adaptógenos a base de plantas, a las 10 am por 9 meses. La Espirulina es una Alga Marina rica en Yodo (Si tiene Hipertiroidismo... No lo tome). Mientras que los Adaptógenos son una base de plantas que alargan el ATP celular y por ende alargan la vida celular. Excelente combinación.

9. Hacer baños de Sol de al menos 15 minutos diarios de por vida y si es una persona muy blanca, entonces lo hará un día sí y uno no. Está demostrado científicamente que al hacer contacto con los rayos del sol con la piel, se activa la vitamina D y se cargan las células de ATP que es la que produce la energía interna de cada célula, entrega así al organismo mayor fuerza y vitalidad. Así como aumenta también significativamente la

vitamina D en el Organismo que se sabe científicamente está relacionado con su deficiencia con la relación de: Depresión – Ansiedad. Por otra parte también se enciende científicamente que en lo que entra la luz solar al cuerpo automáticamente el cerebro da la orden de producir Serotonina que es un neurotransmisor Anti-Depresivo, así como activa la Melatonina en la noche para dormir bien. Imprescindible.

10. Tomar 1 litro de agua por cada 27 kilos de peso al día. A mayor hidratación mayor vitalidad mental, ya que el agua está formada por un átomo de Oxigeno y 2 átomos de Hidrógeno, pero el átomo de Oxigeno es 8 veces más grande que los 2 átomos de Hidrógenos juntos, por lo tanto cada vez que toma agua no solo se hidrata sino que también alimenta de Oxígeno exponencialmente su cuerpo. Demostrado científicamente.

11. Es importante hacer una Alimentación Semi Mediterránea = Aceite de Oliva, Pescados,

Verduras, Hortalizas, Legumbres y un poco de Vino natural (No añejado, tipo mosto, unos 15 ml) por el Resveratrol (Potente regenerador Neurocerebral), así como consumir Nueces y Frutas ya que se enciende el poder anti oxidativo que posee y como se revitaliza el cerebro de una manera absolutamente rápida y favorable pare el resto del organismo. Esencialmente Vital.

12. Tomar **1** capsula de vitamina C en el desayuno... Esto es muy importante ya que combate los radicales libres que se desprenderán en el proceso. Al menos por 1 año. Muy Importante.

13. Ejercicios cardiovasculares para oxigenar el cerebro de por vida un día sí y uno no por 20 minutos. Se descubrió y está comprobado que a mayor esfuerzo (ejercicio), más largo se hace el promedio de vida y esto se conoce como el efecto Haldane.

Comer al menos 4 veces por semana el mayor de las riquezas en lo que se refiere a su proteína y no es otra cosa que el Hígado de Pavo – Pollo o Res (dependiendo siempre de su tipo de grupo sanguíneo). Comer al menos 70 gramos de Hígado en cualquier forma de preparación menos frito.

	Manzana (100 g)	Zanahoria (100 g)	Carne roja (100 g)	Hígado de vacuno (100 g)
Calcio	3.0 mg	3.3 mg	11.0 mg	11.0 mg
Fósforo	6.0 mg	31.0 mg	140.0 mg	476.0 mg
Magnesio	4.8 mg	6.2 mg	15.0 mg	18.0 mg
Potasio	139.0 mg	222.0 mg	370.0 mg	380.0 mg
Hierro	0.1 mg	0.6 mg	3.3 mg	8.8 mg
Zinc	0.05 mg	0.3 mg	4.4 mg	4.0 mg
Cobre	0.04 mg	0.08 mg	0.18 mg	12.0 mg
Vitamina A	0	0	40 UI	53.400 UI
Vitamina D	0	0	Trazas	19 UI
Vitamina E	0.37 mg	0.11 mg	1.7 mg	0.63 mg
Vitamina C	7.0 mg	6.0 mg	0	27.0 mg
Tiamina (B1)	0.03 mg	0.05 mg	0.05 mg	0.26 mg
Riboflavina (B2)	0.02 mg	0.05 mg	0.20 mg	4.19 mg
Niacina (B3)	0.10 mg	0.60 mg	4.0 mg	16.5 mg
Ácido pantoténico (B5)	0.11 mg	0.19 mg	0.42 mg	8.8 mg
Vitamina B6	0.03 mg	0.10 mg	0.07 mg	0.73 mg
Ácido fólico (B9)	8.0 mcg	24.0 mcg	4.0 mcg	145.0 mcg
Biotina (B7)	0	0.42 mcg	2.08 mcg	96.0 mcg
Vitamina B12	0	0	1.84 mcg	111.3 mcg

Protocolo de Obesidad y Sobre Peso...
Naturopatía en 6 Pasos...

1. *El 1er Paso es comer según su grupo sanguíneo*
2. *El 2do Paso es hacerse la limpieza de Hígado, Vías Biliares, Colon y Riñones...*
3. *3er Paso es hacer sus ejercicios según está indicado ahí arriba...*
4. *4to Paso Aprenda a Desintoxicarse y Rejuvenecer.*
5. *5to Paso aprenda a Nutrir su Cuerpo como está acá indicado para su Grupo Sanguíneo...*
6. *6to Paso Recuerde que mientras más coma de los alimentos que están pintados de color verde (Alimentos Beneficiosos) Usted perderá el peso más rápidamente...*

Fundación Casa de Niños... **Recomienda** el

"LIBRO DE LONGEVIDAD SANA". La meta...

Vivir 100 años Aparentando mucho menos... Porque si se puede... **Trae:**

- ❖ **Como Comer y Rejuvenecer según su Grupo Sanguíneo.**
- ❖ **Ejercicios Especiales para Incrementar la Salud.**
- ❖ **Consejos de Oro que le harán llevar a cabo una Vida Mucho Mejor.**
- ❖ **Como Comer Después de los 45.**
- ❖ **Como Regenerar el Metabolismo.**
- ❖ **Como Limpiar el Hígado, Vías Biliares, Colón y Riñones.**
- ❖ **Alcalinidad Vida - Acides Muerte.**
- ❖ **Como Matan Los Conflictos Emocionales.**

- ❖ Por qué Envejecemos y Como Rejuvenecer (2.023)...
- ❖ Limpieza de Hongos, Local y Sistémico
- ❖ 9 Alimentos para Tener Relaciones Más

Intensas.

- ❖ Los 12 Mejores Nutrientes Para la Extensión de la Vida.

TEL RECETARIO DE COCINA...

Es personalizado según su grupo sanguíneo, dónde podrá preparar exquisiteces que le

rejuvenecerán y de manera sencilla.... Trae:

- ❖ Como Preparar las Mejores Salsas.

- ❖ Como Preparar la Mejor Mayonesa.

- ❖ Preparación de Huesitos Ahumados en casa.

- ❖ Prepare el mejor Chimichurri o Guasacaca que haya comido jamás.

- ❖ Sal Marina Tipo Italiana, Para Ensaladas, Carnes, Mariscos, Pescados y Aves.

- ❖ Caldos para: Carnes, Mariscos, Pollo, Gallina, Pescado.

- ❖ Inigualables Platos de Entrada, Ensaladas, Sopas y Platos Principales.

- ❖ Yyyy por Supuesto los Mejores Platos Navideños.

Te invito a obtener las RECETAS DE COCINA completas de alimentos según tu grupo sanguíneo, para ti o un ser querido que viva contigo, pero pertenece a otro grupo sanguíneo, todo en un solo recetario...

Homeopatía y Fitoterapia. Preparación del té adelgazante. Convine en un recipiente y en partes iguales, las partes ya secas de: Te verde, Alga marina con yodo **(NO, si sufre de hipertiroidismo)**, azafrán, perejil, jengibre, romero, albahaca blanca, cúrcuma, sen. Mezcle bien y guarde en un lugar fresco, en un frasco de vidrio o plástico.

Ahora agregue 2 cucharadas a 3 litros de agua, hierva por 7 minutos, espere que se refresque, cuele y meta a la nevera y tomo esta agua por agua común cada vez que tenga sed durante 90 días. **Tomar mínimo 1 ½ litros de agua al día** y luego en forma de té al menos 2 veces al día.

Tomar té verde, alga marina con yodo y azúcar estevia al gusto en ayuna, por 3 meses.

Agregar 1 cucharadita rasa de bicarbonato de sodio en ½ vaso de agua, tomar 1 hora después de cada comida por 3 semanas.

Neuroacupuntura. Es sumamente eficaz y necesaria. Busque un acupuntor reconocido y pídale que le trate para su patología en base a estos puntos energéticos y en el orden indicado.

7p – 3vc – 6vc – 12vc – 6r – 6bp – 5mc. Luego al 3er día aplicar: **5tr – 63v – 34vb – 7est – 3r – 3bp – 3h –**

36est. Repetir esta combinación 2 veces por semana 3 semanas seguidas y luego 1 vez cada 15 días por 3 meses. Estimular con el dermatrón 6bp – 12vc – 36est. Cada 3 terapias equilibrar los meridianos, tonificando o sedando según los pulsos radiales del paciente.

"Que *DIOS* sea nuestra Fuerza".

CURRICULUM VITAE

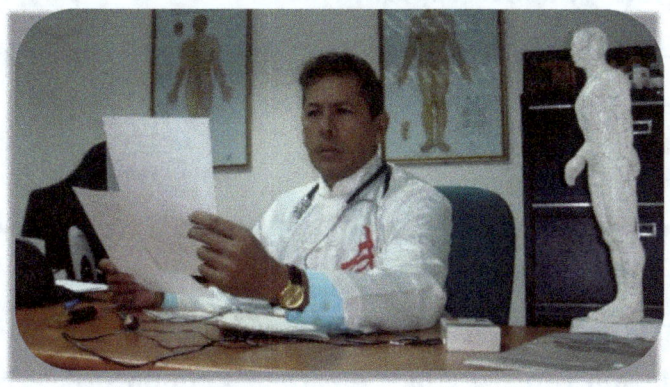

Nombre: M. A. Ramoni

WEB: www.fundaciondeterapeutas.com

Estudios profesionales:

✚ **ENAHO** (Escuela nacional de Acupuntura y Homeopatía). Años 1983 al año 1989.

✚ Estudios en la Escuela de Sociedad Venezolana de Psicotrónica. Año 1989 Caracas Venezuela.

✚ Estudios del conocimiento Macrobiótico Yin Yang Alimenticio del Dr. Sakurazawa Nyoiti de origen japonés, a través de del Profesor Omar Viera.

✚ Acupuntura Coreana (Koryo Sooji Chim Acupuntura Mano koryo) del Maestro Dr. Yoo Tae W recibidas con un programa de Tres Niveles en la Escuela Nacional de Acupuntura y Homeopatía a través del Dr. Omar Viera.

- Estudios del Dr. José Luís Padilla Corral, director de la Escuela de M. T. Ch. "Neijing" España.

- Hipnosis por regresión Instituto INME (Instituto Meta-gnómico Experimental).

- Homeosineatría Didáctica. De la escuela Bathem Bathen.

- Iridologia. Federación Internacional de Diagnóstico por el Iris. De la Federación del Dr. Omar Viera.

- Tratamiento Maxilo-Facial anti arruga a través del dermatrón y la electo- acupuntura. 2.009 (continúo).

- Alimentos Según el Grupo Sanguíneo. Dr. investigador James y Peter D'adamo. 2008. (continúo).

- Rejuvenecimiento a través del alargamiento de los telómeros. 2.010 (continúo).

- Alcalinidad y acidez de las células en el desarrollo de las enfermedades. 2.010 (continúo).

- Maestría en Sistemas de Energía.

- Máster en Anestesia por Electro Acupuntura.

- Maestría en Terapias del Dolor.

- Maestría en Iridologia (diagnóstico por el Iris).

- Neuropsicología. La Nueva Medicina del Futuro. Dr Hamer Alemania.

TRABAJOS:

✚ Presidente y fundador de Instituto de Investigaciones Científicas de las Medicinas Alternativas de la Salud SAID-MEDIC.

✚ Director de la clínica Centro Médico Said-Medic La Maracaya del año 1988 al año 1992.

✚ Director de la clínica Centro Médico Said-Medic Lourdes del año 1993 al año 1995.

✚ Director de la clínica Centro Médico Said-Medic Calabozo del año 1.996 al año 2.000.

✚ Profesor en cursos para Médicos y Para-Médicos en Homeopatía – Acupuntura 1er Nivel – 2do Nivel – 3er Nivel y Sistemas de Energías.

✚ Director de la clínica Centro Médico Said-Medic Las Acacias del año 2.010 al año 2.012.

✚ Director de la clínica Centro Médico Said-Medic Palmarito del año 2.013 al año 2.024.

✚ Director de la clínica Centro Médico Said-Medic Calle Páez del año 2.017 al año 2.020.

✚ Profesor, Conferencista, Seminarista Internacional de Bioenergética – Neuro Acupuntura – Alimentos según el Grupo Sanguíneo – Porque Envejecemos y como rejuvenecer - Principales enfermedades, Neuro Psicología, entre otros.

ESCRITOR DE LOS LIBROS DE MEDICINA:

Cómo Convertirte en un Verdadero Naturopata.

Cómo Rejuvenecer y Sanar Grupo Sanguíneo A.

Cómo Rejuvenecer y Sanar Grupo Sanguíneo A Diabético.

Cómo Rejuvenecer y Sanar Grupo Sanguíneo AB.

Cómo Rejuvenecer y Sanar Grupo Sanguíneo AB Diabético.

Cómo Rejuvenecer y Sanar Grupo Sanguíneo B.

Cómo Rejuvenecer y Sanar Grupo Sanguíneo B Diabético.

Cómo Rejuvenecer y Sanar Grupo Sanguíneo O.

Cómo Rejuvenecer y Sanar Grupo Sanguíneo O Diabético.

Guía de Regeneración Sana Según el Grupo Sanguíneo "A".

Guía de Regeneración Sana Según el Grupo Sanguíneo Diabético "A".

Guía de Regeneración Sana Según el Grupo Sanguíneo "AB".

Guía de Regeneración Sana Según el Grupo Sanguíneo Diabético "AB".

Guía de Regeneración Sana Según el Grupo Sanguíneo "B".

Guía de Regeneración Sana Según el Grupo Sanguíneo Diabético "B".

Guía de Regeneración Sana Según el Grupo Sanguíneo "O".

Guía de Regeneración Sana Según el Grupo Sanguíneo Diabético "O".

Recetario de Cocina Grupo Sanguíneo "A".

Recetario de Cocina Grupo Sanguíneo Diabético "A".

Recetario de Cocina Grupo Sanguíneo "AB".

Recetario de Cocina Grupo Sanguíneo Diabético "AB".

Recetario de Cocina Grupo Sanguíneo "B".

Recetario de Cocina Grupo Sanguíneo Diabético "B".

Recetario de Cocina Grupo Sanguíneo "O".

Recetario de Cocina Grupo Sanguíneo Diabético "O".

El Cáncer si se cura... Educar, Alcalinizar y Equilibrar.

Síndrome de Sangre Viscosa... La Causa de Todas las Enfermedades.

Como Curar la Próstata.

Libérese de la Artritis.

Adiós al Reumatismo.

Obesidad... Pierda Peso de Inmediato y más Nunca Vuelva a Engordar.

Alcalinidad Vida – Acidez Muerte.

La Diabetes si se Cura.

Dígale Adiós a la Hipertensión.

Estreñimiento... Oscuro Porvenir.

Convierta su Dolor en Bienestar... Piernas, Lumbago, Ciática, Columna y Cervicales entre otros.

Regenérese del A. C. V.

Como Eliminar los Cálculos Renales y Biliares.

Depuración de Hígado, Vías Biliares, Vesícula y colon

Cúrese de la Gastritis y el Reflujo Gastro Esofágico.

Dígale Adiós al Asma.

Porque Envejecemos.

Dime tu Conflicto... Y te Diré de que Padeces.

OTROS LIBROS:

1- POESIA CRUZADA. (Poesía, Actualizando).

2- 7 MINUTOS. (Novela de Suspenso, Actualizando).

ASOCIACIONES PROFESIONALES:

- Miembro de la OMS (organización mundial de la salud número 0023 para Latino América, en medicinas alternativas de la salud, a través de ENAHO).
- Miembro de la International Acupunture Association.
- Colegio de Homeópatas y Ciencias de las medicinas Alternativas Naturales.
- Federación Venezolana de Medicinas Alternativas Naturales Nº 0024V así como también Miembro de los Centros Internacionales de Homeopatía y Acupuntura de: CHCMANV Nº CHV002-A - INCIHOVE Nº 00020 AVA 051-V.

ESPECIALIDADES.

1- Especialista en Diagnostico.

2- El Cáncer si se cura.

3- Neuropatías.

4- Columna.

5- Cervicales.

6- Algias (dolores) de cualquier tipo.

7- Diabetes tipo 2 y 3 Si se cura.

8- Diabetes tipo 1 (mellitus) Mejora exponencialmente la calidad de vida.

9- Artritis.

10- Reumatismo.

11- Obesidad.

12- Enfermedades sin Diagnostico de Causa.

13- Migraña, Cefalea.

14- Sistema Digestivo.

15- A.C.V.

16- Rejuvenecimiento Corporal, Mental y Dinámico.

17- Asma.

18- Alergias.

19- Lupus.

20- Conflictos Emocionales.

21- Traumas.

22- Deficiencia Renal.

23- Neurológicas. Demencia senil, Parkinson, Alzheimer, Huntington.

24- Convulsiones.

25- Hipertensión... Entre otras muchas.

" Qué *DIOS* Sé nuestra fuerza".

"El curso que rige la naturaleza...

Es la Expresión Artística de *DIOS.*"

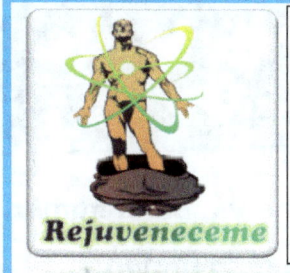

Now, reread one by one the important topics that you will find in the Guide to Healthy Longevity, in relation to the new culture of rejuvenation – healing and get rid of once and for all, that damaged state that so hinders a healthy body.

DEDICACIÓN...

Quiero dedicar esto y todas las cosas buenas que he hecho en este mundo a quien más lo merece y ese es mi Padre Celestial.

Jehová de los ejércitos...

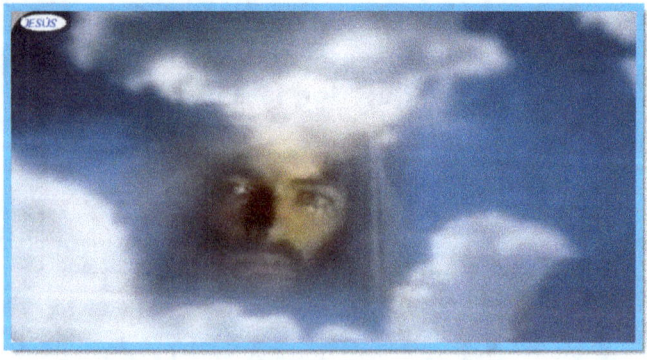

Gracias, los quiero mucho y... En el nombre de DIOS... Te deseo lo mejor...

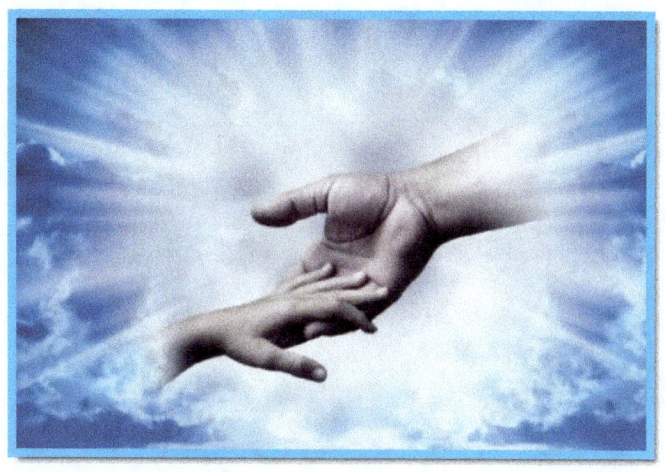

Así que... Nunca olvides que cuando la ciencia dice...
Ya no puedo... *DIOS* Dice... Yo Comienzo...

Cuando el hombre Atiende deja marcas, pero
cuando *DIOS* Sana no deja ni siquiera un rasguño.

Así que... Jamás se Olviden de que el Hombre
Atiende pero *DIOS* Saná...

Manuel Ramoni

www.ingramcontent.com/pod-product-compliance
Lightning Source LLC
Chambersburg PA
CBHW070757290526
45795CB00002B/582